JN082027

改訂版

大きく口を開けるだけで 自然治癒力が動きだす ライオンあくび体操

駒川耕司［著］

IAM（間脳覚醒メソッド）開発者

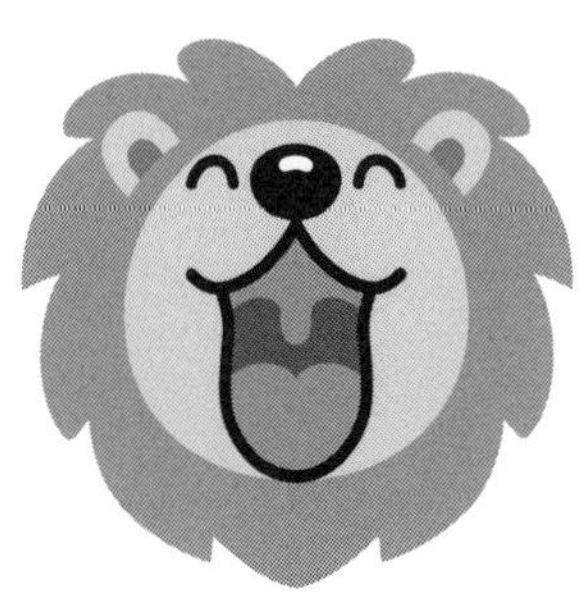

コスモ21

本書は２０１４年６月、小社より刊行された『新装改訂版　奇跡のライオンあくび健康法』の一部内容を訂正、加筆し、改題したものです。

はじめに　究極の健康法「ライオンあくび体操」

間脳を活性化すると身心に劇的な変化が起こる

私は20歳から施術家として活動を始め、今年で38年が過ぎようとしています。その長い臨床経験の間に延べ25万人以上のクライアントに施術を行なってきましたが、10万人を超えたあたりから、人が健康であり続ける鍵は、脳の最深部にある間脳にあるのではないかと考えはじめました。

その考えを基に構築したのが本書でご紹介する「ライオンあくび®」であり、その基盤となるＩＡＭ（Interbrain Activation Method　間脳覚醒メソッド）です。

間脳とは広義には脳幹の一部で、大脳と中脳の間にあり、視床や視床下部からなります（１２７ページの図）。主に呼吸や睡眠、ホルモンバランスの調整など、生命活動の基本的な機能を担っています。

この間脳の働きを探っていくなかで、もう一つ発見したことがあります。間脳は、人間の持つエネルギーに深く関係しているということです。

私はあるときから、施術をしていると患者さんの体の中を流れるエネルギーを手の平で感じられるようになりました。

施術をしていると、体の不調を抱えている患者さんはエネルギーの流れがかなり弱くなっています。そしてエネルギーの流れがよくなっていくと体の不調が改善していくのです。

しかも、そのエネルギーは間脳から流れ出して全身に送られていることがわかってきたのです。後ほど述べる方法で間脳を刺激して活性化すると、確かにエネルギーの流れが強くなり自然治癒力が高まって、クライアントさんは明らかに健康になっていきます。なかには、私の予想を超えるような劇的な変化が起こることもあります。私は、このエネルギーを「生命エネルギー」と呼んでいます。

では、どうすれば脳の奥深くにある間脳を刺激して活性化できるでしょうか。長年にわたり試行錯誤をくり返すなかでようやく発見した方法は、じつにシンプルな動きです。それは「口を大きく開けたり閉じたりする」という口の動き（あくびの動作）

を行なうこと。これによって脳の奥深くにある間脳をダイレクトに刺激して活性化できます。

口を大きく開けたり閉めたりする動きが、ライオンが大きなあくびをする様子に似ているので、「ライオンあくび」と呼んでいます。

あくびの動きで間脳を刺激して活性化できる。こんな話を聞くのは初めて、という方は多いかもしれません。しかし、アメリカをはじめとする多くの国の専門家の研究によって、あくびが脳のさまざまな部位に影響を与えることが明らかになっています。

なかでも、アメリカのアンドリュー・ニューバーグ博士やマーク・ロバート・ウォルドマン博士の研究報告によれば、神経のストレスをもっとも速く解消する方法のひとつがあくびであるといいます。あくびをすることで、心配が減少し幸福感に満たされるとも発表しています。

私はお二人の医学博士と交流する機会を得て、ライオンあくび（ＩＡＭ）について紹介しました。たいへん興味を示され、今後協力して研究を進めていくことになっています。

誰でも簡単に安心してできる「ライオンあくび体操」

ライオンあくびを施術に取り入れることで、間脳が活性化し、生命エネルギーが全身に流れることで自然治癒力を高めることができます。このことは、施術を受けたクライアントの体に起こる変化が証明してくれています。しかし、私の本当の目標は、クライアントが自分でも間脳を活性化できるようにすることです。そのために開発したのが本書でご紹介する「ライオンあくび体操」です。

私はこれを10年以上の施術経験を通じて確立しましたが、「ライオンあくび体操」は誰でも簡単にできるうえ、間脳を活性化する働きはとても顕著です。1日たった3分間行なうだけですし、幼い子どもから高齢者まで行なうことができます。場所はどこでもいいですし、お金もかかりません。まさしく究極の健康法だと考えています。

私がライオンあくびを誰でも自分でできるようにしようと考えたのには理由があります。

たとえば「睡眠を取っても疲れが取れない」「風邪の治りが遅い」という方に施術すると、そのときは「とても楽になりました」と喜んで帰られます。ところが、しばらくすると再び施術を受けに来られることがとても多いのです。これでは、クライアントの体の不調を本当に改善したことにはなりません。

このような体験をするたびに、私は自分の施術に限界を感じるようになっていました。クライアント自身が自分でできる健康法はないかと探っていくなかで生まれたのが「ライオンあくび体操」だったのです。あくびの動作という口のシンプルな開閉運動を行なうだけなので、誰でも簡単に安心して行なうことができます。

しかも、それだけで間脳を刺激して活性化し生命エネルギーの流れをよくすることができ、自然治癒力を高めることができます。これこそ、私が長年探し求めてきた健康法だったのです。

すでにたくさんの方たちが実践しておられます。なかには、その体験を報告してくださる方もたくさんおられます。以下はその一部ですが、ライオンあくび体操というシンプルなメソッドで、じつにさまざまな変化が体に起こっていることがわかります。

・アトピー性皮膚炎で健康な皮膚が見えない状態だったのが、ライオンあくび体操をはじめると数日で通常の皮膚が見えるようになった。

・産後40年、いつも頭に石が詰まったような感覚があり、原因不明のさまざまな症状が続いていたが、体操に取り組むと数週間で変化が現われてきた。

・体調不良で約20年間、家事をするのがやっとという生活を送ってきたが、体操をはじめて数カ月後には元気になった。

・坐骨神経痛で足に力が入らず上手く歩けなかったが、ライオンあくび体操をはじめるとすぐに歩けるようになった。

・人と話すのがとても苦痛だったが、ライオンあくび体操をはじめると気持ちが驚くほど軽くなってきて、人と会うのが楽しみになり、生きていて幸せだと素直に感じられるようになった。

間脳は「生命の中枢」ともいわれるほど体の数々の機能をコントロールしています。ところが、情報が氾濫する現代社会の中での思考過多や、生活習慣、食生活などの影響で、間脳の働きが鈍り、生命エネルギーも弱くなって自然治癒力は低下しています。

そのために、本来なら自然治癒力で自然に改善するはずの症状で苦しむ人が増え、医療に頼ることが多くなり続けています。そのことに気づいて、生活習慣や食事を改善することで自然治癒力を高める方法が数多く提案されていますが、本書がおすすめしているのは「ライオンあくび体操」によって思考を鎮め、自然治癒力のスイッチを入れる方法です。

これは、医療や施術に頼らなくても、その人自身が持つ力を引き出すことで本来の健康な状態に近づく方法です。施術家である私が求めてきた究極の健康法です。

「自分の健康は自分で守る」。その扉を一緒に開けましょう。

改訂版　大きく口を開けるだけで自然治癒力が動きだすライオンあくび体操……もくじ

あくびで（口を大きく開閉するだけで）脳が活性化する

誰でも簡単に安心してできる ライオンあくび体操

ライオンあくび体操に出会って こんなに変わった！

探し求め、たどり着いた自然治癒力を高める根本療法

5章

脳幹（間脳）はすべての生命活動を司る健康の要

6章 ライオンあくび体操の効力はミネラルで大幅にアップする

本文マンガ◆制作・編集　株式会社コミックエージェント
シナリオ　伊藤しーりん
マンガ　野村弥央
本文イラスト◆和田慧子　奥田志津男

1章

あくびで（口を大きく開閉するだけで）脳が活性化する

施術家として一時的な症状緩和では納得できなかった

長い間、施術家として活動してきて、ずっと疑問に思っていたことがありました。それは、「健康とは一体どういうことだろう」ということでした。

10代でカイロプラクティックの道に入り、そこから30年間、ただひたすらにクライアントに施術をしてきました。

その一方で、新しい技術やさまざまな施術も学び続けてきました。それは、「1人でも多くのクライアントに笑顔になっていただきたい」という願いがあったからです。

しかし、施術が終わり、クライアントに「楽になった」と喜ばれても、それはつかの間のこと。しばらくすれば、またクライアントは治療院に来られます。以前と同じ状態に戻っていたり、体の他のところに別の症状が出ていたりすることもあります。

もちろん、施術によって「楽になっていただいている」という自負はありました。しかし、「根本的なところでは何も変わっていない」と感じずにはいられませんでした。

それは、施術家としてとても辛いことです。

「自分がしていることは、症状を一時的に緩和させているだけにすぎない」という思いは、施術する人数が増えれば増えるほど募っていきました。

「一時的なものではなく、本当に健康になってもらうにはどうしたらいいのだろう？」

「理想を言えば、二度と私のところに通う必要がないくらい健康になってほしい。それこそが私の目指す道ではないのか」

そう思いはじめたときから、究極の健康法を求めることが私の使命になりました。

肩こりと腰痛に苦しみ続けた子ども時代

そもそも、私が施術の道に入ったのは、私自身が小学生のときの事故がきっかけで、それ以来肩こりと腰痛で苦しんできたからです。

それまではかなり元気な子どもでしたが、小学校3年生の体育の授業で跳び箱を飛んだとき、後頭部から落ちてしまいました。頭を強打し、首を痛めてしまったのです。

それからしばらくして、肩こりと腰痛の症状が出はじめました。

これは今から約50年近く前の話です。当時は今のように虚弱な子どもはほとんど見かけませんでした。そんなこともあって、「腰が痛い」「肩が痛い」と訴えても、「子どもにそんなことがあるわけがない」と親にもまともに取りあってもらえませんでした。

それでも私があまりにも訴えるので、親も根負けして、病院でレントゲンを撮ることになりました。しかし、結果は「骨にも筋肉にも異常は見当たりません。どこも悪くありません」と診断され、「ビタミン不足でしょう」と片付けられてしまったのです。その後も兵庫県内のスポーツ医学の権威の先生や、大きな病院などを転々としましたが、結局、何もわからず仕舞いでした。

進展があったのは、4年生になってからでした。父親の膝の具合が悪くなり、有名な鍼の先生を訪ねることになったのです。そのとき、私も一緒に付いていくことになりました。

今でも忘れられないのは、その鍼の先生が私の体に触れた瞬間に言われた言葉です。

「この子、腰がすごく悪いよ」

それまでは「どこも悪くない」と言われ続けていたので、その言葉自体にまず驚き、「やっと自分の体のことをわかってくれる人に出会えた」と思ったのを覚えています。

その先生のお陰で、親もようやく私の症状を信じてくれるようになり、それからは鍼や整体などにもよく連れていってもらいました。ただ残念なことに、症状は一時的には楽になるものの、本格的に改善することはありませんでした。

とにかく肩こりと腰痛が酷くて苦しみました。どんな状態かといいますと、たとえば、10分ぐらい机に向かって勉強をしていると、首がその状態で固まってしまい、まったく動かせなくなってしまうのです。

そうなってしまうと、固まるのにかかったのと同じくらいの時間をかけて、首をゆっくりほぐしていかなければなりません。本当に拷問のような経験でした。大げさではなく、首の一部を「包丁で切ってしまいたい」と思うほどでした。

その後、整体なども受け続けましたが、やや楽になってきたのが高校1年生のときです。その当時通っていたカイロプラクティックの先生に、「駒川君、カイロプラクティックを勉強してみないか。東京で1泊2日で講習があるんだけど」と誘われました。

少し面白そうだなと思ったことと、東京に行けることが魅力で、その講習会に行くことにしました。高校生が大人に混じって、カイロプラクティックを学ぶという、ちょっと特殊な状況でしたが、私自身はその知識の面白さにすっかりはまっていったのです。

「どうしたら、本当に体を良くすることができるのだろう」

高校卒業後は東京の大学に通いながら、鍼灸マッサージの専門学校にも通いました。また、文字どおり自分の体を実験台として、さまざまな民間療法も学びました。専門書や一般向けの健康法を打ち出している著名な先生や、名人とか達人という噂を聞くと、ためらわず通いつめたものです。

なかには、「俺が必ず治してやる」と言ってくださる先生もいました。そういう方の技術は、実際、素晴らしく、肩こりや腰の痛みが瞬間に取れてしまいます。確かに優れた技術であることを体験できました。

ところが、その場では症状は改善されても、数日経つともとに戻ってしまいます。どんなに素晴らしい施術でも、結局は一時的に対処する対症療法にすぎませんでした。

自分でも施術して確かめてみようと思い、20歳のとき、新宿にあるカイロプラクティックの治療院を手伝うことにしました。それまでに学んだ技術を使ってクライアントに施術する毎日がはじまり、1日1日が新鮮でとても充実していました。しかし、徐々に疑問が湧いてきたのです。

日々、目の当たりにする現実は、私自身が受けた数多くの施術とまったく同じ結果でした。自覚症状が消失し、「おかげ様で良くなりました！」とクライアントに感謝の言葉をいただいても、しばらくしたら同じ状態になって再び通院して来られます。

「これでは治ってないのと同じことだ」

「どうしたら、本当に体を良くすることができるのだろう」

より良い療法を求めて、新たな施術を探し求める日々がはじまりました。画期的な改善方法はないかと、健康に関するセミナーに手当たり次第参加したり、ときには海外にまで足を運んだりしました。しかし残念ながら、それでも「これだ」と思えるものには出会えませんでした。

そんなとき、私をカイロプラクティックの道に誘ってくださった先生に「駒川君、健康の鍵はやはり上部頸椎にあるよ」と改めて言われたのです。上部頸椎とは、首の骨の1番目と2番目の部分のことです。ここを矯正することで脳からのエネルギー信号をスムーズに流し、健康を促進することができるという考え方です。これこそが、カイロプラクティック理論の原点になります。

この理論は、私自身もはじめから非常に興味を持っていましたが、そのテクニックには少し強めの刺激を加える荒療治的な面があり、一時の臨床をふまえ、その危険性を考えた末に、そのテクニックを扱うのは止めていました。

そういう理由もあり、当時の私は骨盤を主体とした仙骨を調整する療法をメインにしていました。しかし、その先生の言葉をきっかけに、再度、別の角度から頸椎1番と2番に注目してみようと思い立ちました。何か直感のようなものがあり、もっと詳しく研究してみることにしたのです。

体を流れる生命エネルギーを手の平で感じる

健康になるための本当の「鍵」を見つけたいという一心で、多くの臨床体験を続けながら模索する日々を過ごしていました。そんなある日、クライアントの鼻の奥のあたりから、エネルギーが背骨のラインに沿って流れていくのを感じたのです。

そのときのことは今でも鮮明に覚えています。とても不思議な感覚でした。いったいこのエネルギーは何なのか？　どこから流れはじめているのか？　当時は正直、わからないことだらけでしたが、そのエネルギーが流れると、施術後のクライアントさんの状態の改善が早いのです。

それまでずっと施術の「鍵」を探し求めていた私は、クライアントさんがその場で症状が改善して喜んでくれることがいちばんであるのと同時に、この感覚を追及していくと、もっと根本からクライアントの体を改善するための〝答え〟のようなものがあるのではないかと思ったのです。それを探ってみようと決心しました。

そうすると、施術をしている私の中で少しずつ感覚が発達していくのを感じるようになりました。クライアントの頭部に触れていると、背骨のラインに沿うようにして流れるエネルギーを手の平にハッキリと感じるようになってきたのです。

その感覚を使って、そのエネルギーの流れを追及していくと、いろいろなことがわかってきました。体の中を流れるエネルギーを感じたとき、最初は脳から脊髄神経に沿って流れていく神経エネルギーだと理解しました。しかし、何度もそのエネルギーの流れを感じながら施術をくり返していると、エネルギーの流れが徐々に太く強くなっていくのがわかります。それは神経エネルギーとは別のものであると感じはじめました。

このエネルギーは、体の真ん中を頭から仙骨へと流れていき、さらに周囲へも流れていき、全身に充満していきます。神経エネルギーとは明らかに異なる流れであることがわかり、これはプラーナ管を流れるプラーナであると確信するようになりました。

プラーナとは古代インドから伝わるサンスクリット語で、「恒久的な運動」という意味があり、あらゆる生命活動の元となるエネルギーであるといわれています。そのプラーナは背骨を上下に貫く管を通して全身に流れていきます。この管をプラーナ管といいます。

「はじめに」のなかで、間脳から流れ出るエネルギーを感じるようになったと述べましたが、その生命エネルギーとはプラーナのことです。本書では、わかりやすい呼称として、プラーナを生命エネルギーと呼んでいます。

ちなみに、アカシックレコードリーディングの大家であるゲリー・ボーネル氏によると、プラーナはあくびをしたときに後頭部に出入りしているということです。それは、まさしく生命エネルギーが間脳から流れ出していることと一致しています。

施術をして間脳が活性化すると、生命エネルギーが間脳から全身へとプラーナ管を通して流れていきます。そのことを手の平で感じるときは、必ずといっていいほど施術後にクライアントから「先生、本当に調子が良くなりました！」「すっかり治りました！」という反応が返ってくるようになりました。

私は「これこそが求めていた方法だ」と確信しました。

間脳を活性化するスイッチはあくびにあった

施術によって間脳を活性化できるようになりましたが、毎回同じような高いレベルまで活性化できるとはかぎらず、じれったい日々が続きました。

そもそも間脳は脳の中にありますし、脳の中でも奥深くにあるので、直接その部分に刺激を与えるわけにはいきません。

「どうしたら、手の届かない場所にある間脳により確実に、そして安全に刺激を与えることができるのだろう？」

試行錯誤しながら施術を続けていたある日、ふっと「あくび」という動作が、「間脳のスイッチを入れる動作も兼ねているのではないか」と閃いたのです。さらに口の開閉について探っていくうちに、あくびは人が意識的に脳内に刺激を与えられる唯一の行為だと気づきました。それが2008年3月のことです。

早速、あくびを施術に取り入れると、クライアントの間脳から背骨を通り、手足に向かって生命エネルギーが流れはじめるのを感じたのです。それは、確かに間脳が活性化しはじめたサインです。

脳の中心部にあるため、刺激を与えたくても与えられなかった間脳に意図的に刺激を与え、確実に活性化することができたのです。このとき、私が長年探し求めて来た「本当の意味での健康とは何か?」に対する答えが明確になり、私はようやく自分自身の施術に〝合格点〟を与えることができました。

この施術方法を行なうと、必ずクライアントの体の中を生命エネルギーが力強く流れるのがわかります。敏感なクライアントは、そのことを察知して、「こういうのは初めて感じます。これは何ですか?」と聞いてこられます。施術が終わって休んでいるとき、「体の中で何か動いていますと言われる方もいます。体が本来持っている自然治癒力が作用して自己調整がはじまっているのです。

頭蓋骨の〝要の骨〟を刺激し間脳を活性化する

では、口を開閉させると、なぜ、間脳は活性化するのでしょうか。

人の頭蓋骨は15種、23個の骨で形成されていますが、そのうち14個の骨は頭蓋底中央部にある蝶形骨（ちょうけいこつ）と接合しています。この骨は蝶が羽を広げたような形をしているため、このように呼ばれていて、私たちが口を閉じるときに動かす内側翼突筋（ないそくよくとつきん）と繋がっています。

つまり、口を大きく開くと内側翼突筋をストレッチさせ、頭蓋骨の要である蝶形骨に刺激を与えることができます。私が注目したのは、それによって間脳を刺激し、活性化できるということです。

よく噛んで食べると呆け防止になるといわれているのも、口を大きく開けてよく笑う人が元気なのも、おそらく同じ作用があるからだと思われます。

これまでは蝶形骨と間脳の関係の重要性はわかっていても、具体的にどうしたら間

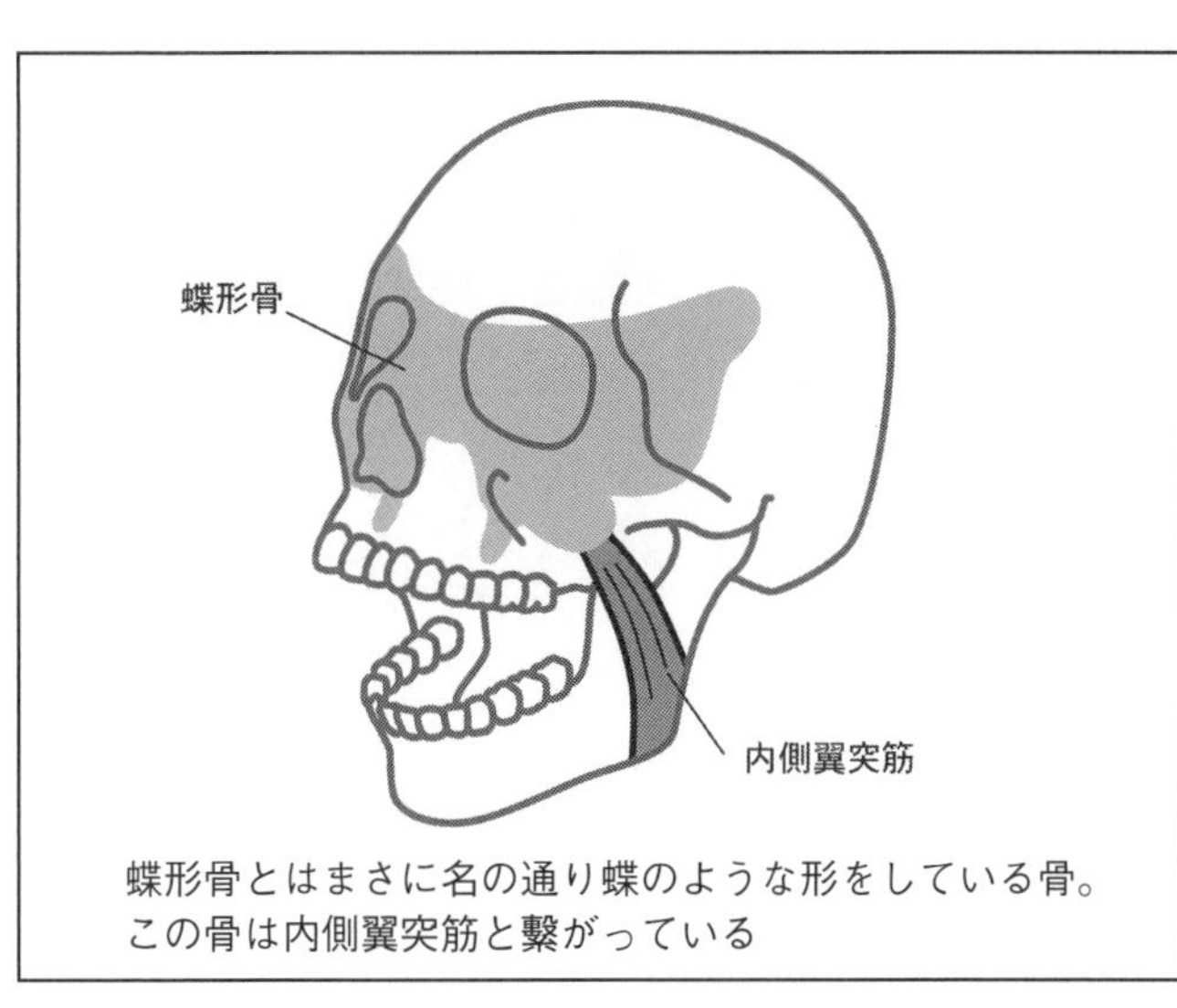

蝶形骨とはまさに名の通り蝶のような形をしている骨。この骨は内側翼突筋と繋がっている

脳を活性化させることができるのかはわかっていませんでした。

ですから、口を大きく開閉する（ライオンあくびをする）ことによって間脳を活性化できること、それによって生命エネルギーの流れがよくなり、体が自動的に自分をメンテナンスするようになることがわかったときは、人体の仕組みの素晴らしさに心から感動しました。

本書でご紹介する『ライオンあくび体操』は、私が施術で行なっているライオンあくびを誰でも簡単に安心して行なえるようにしたものです。

ライオンあくび体操を指導しはじめてか

らわかったことがあります。それは、口が大きく開かない人ほど、心と体の健康レベルが低下している傾向があるということです。そこでライオンあくび体操をはじめてもらうと、口を大きく開くことができるようになり、それにともなって心身の健康レベルも向上していきます。

口の開閉の大きさと健康の間には、明らかに相関関係があることがわかります。歩行速度や歩幅と寿命には相関関係があるといわれていますが、私の経験では、口の開閉の大きさと歩行速度や歩幅にも相関関係があります。日頃から、口を大きく開ける習慣をつけることが大切なのです。

ライオンあくび体操は、体に出ている症状に直接働きかけるというより、間脳を活性化して生命力を高め、体の内側から健康づくりをしてくれます。

生命力なくして真の健康は得られません。その生命力を引き出すライオンあくび体操の効果は、非常に高いと確信しています。

ライオンあくび体操は、医療でも治療でもありません。「こんなに簡単なことで健康になれるの？」と驚かれるほどシンプルで、誰もがどこでも安心してできる自発的な健康法です。

マンガ「ライオンあくび体操に出会って人生が変わった」

これから紹介するマンガは、ある女性のクライアントを取り上げたものです。仮に酒井莉子さん（37歳）としておきます。莉子さんは、とてもまじめな性格で職場でも仕事熱心です。自分に対しても人に対しても厳しいのはいいのですが、人間関係がうまくいかないことが悩みです。また、いつも首、肩、腰などに痛みがあり、体の調子はよくありません。

ある日、莉子さんの職場に五十嵐亜衣さん（40歳）が入社してきました。この女性を通してライオンあくび（ＩＡＭ）と出会い、そこから人生が急展開していった莉子さんの物語です。私も登場します。

人物紹介

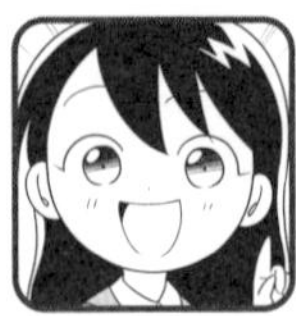

五十嵐亜衣（40歳）

酒井と同じ会社に中途採用で入社し、同じ部署に入る。
7歳の娘と二人暮らし。1年半前に離婚。
酒井に「ライオンあくび体操」を勧める。

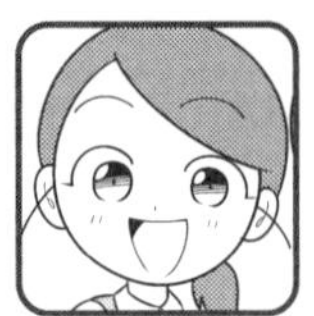

酒井莉子（37歳）

一人暮らし。
まじめな性格で、人に対しても自分に対しても厳しい。

最近の悩み：
首、肩、腰の痛み
社内の人間関係。

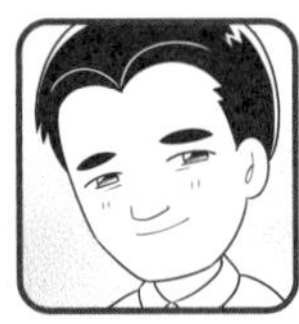

駒川耕司

1963年生まれ
20歳からカイロプラクティックをはじめ、鍼灸、整体、仙骨療法などの施術を極め、35年間で延べ25万人以上の方を施術し臨床経験を重ねた結果、心と身体の両面に劇的変化をもたらす独自のIAM（インターブレインアクティベーションメソッド）を生み出す。
さらに自宅でもできる「ライオンあくび体操®」を開発。
優しくて穏やかな性格。

IAMとは、間脳を『あくび』という動作によって蝶形骨を介して刺激を与え、活性化させていくことができるメソッドです。

思考が静まりハートとの繋がりを取り戻すと
環境や教育で身についた不自然な固定観念が自然と剥がれ落ち
本来の自分自身の姿へと戻っていくプロセスが始まる

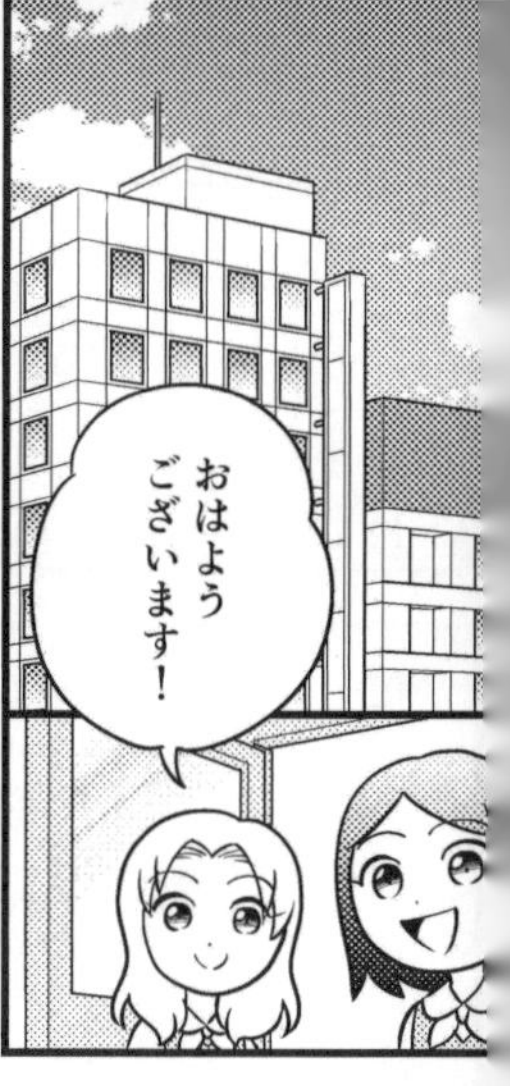
おはよう
ございます！

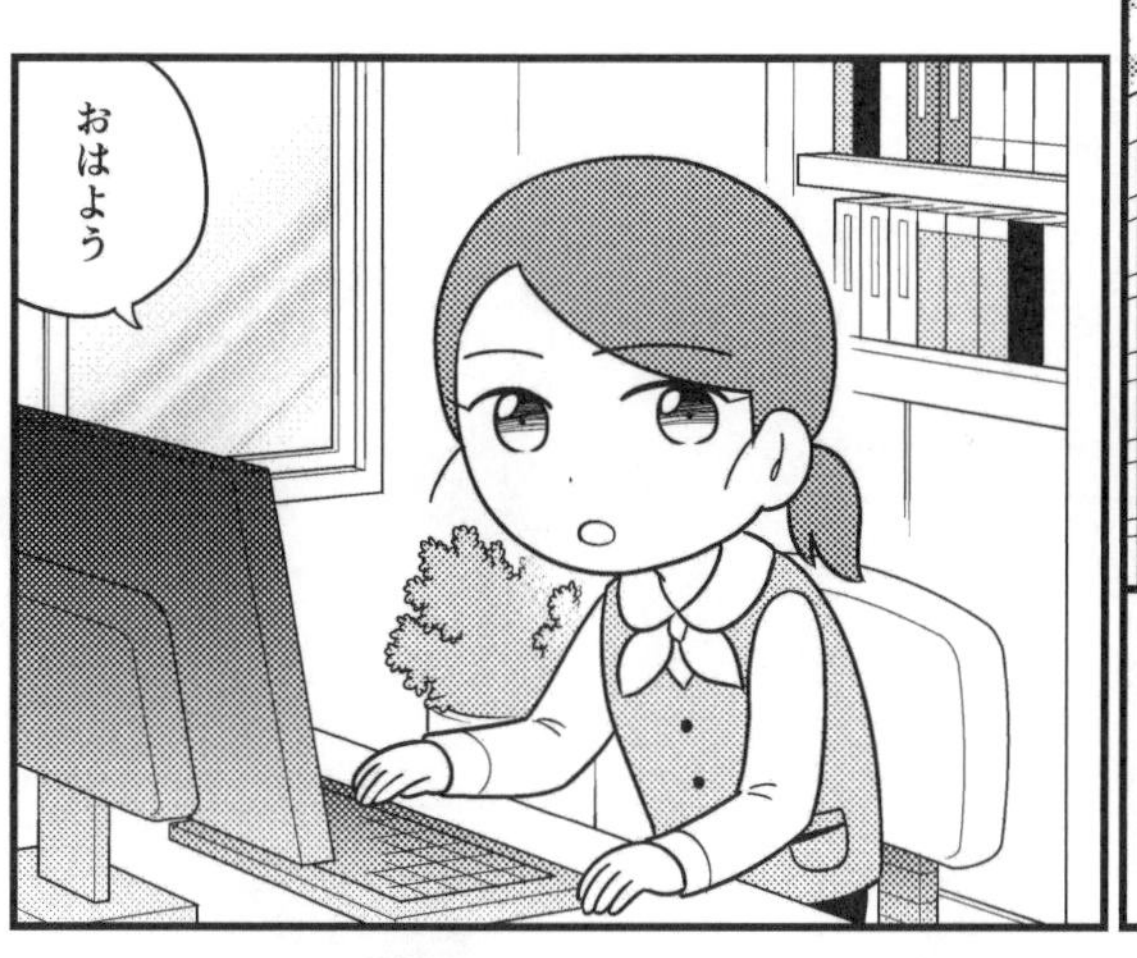
おはよう

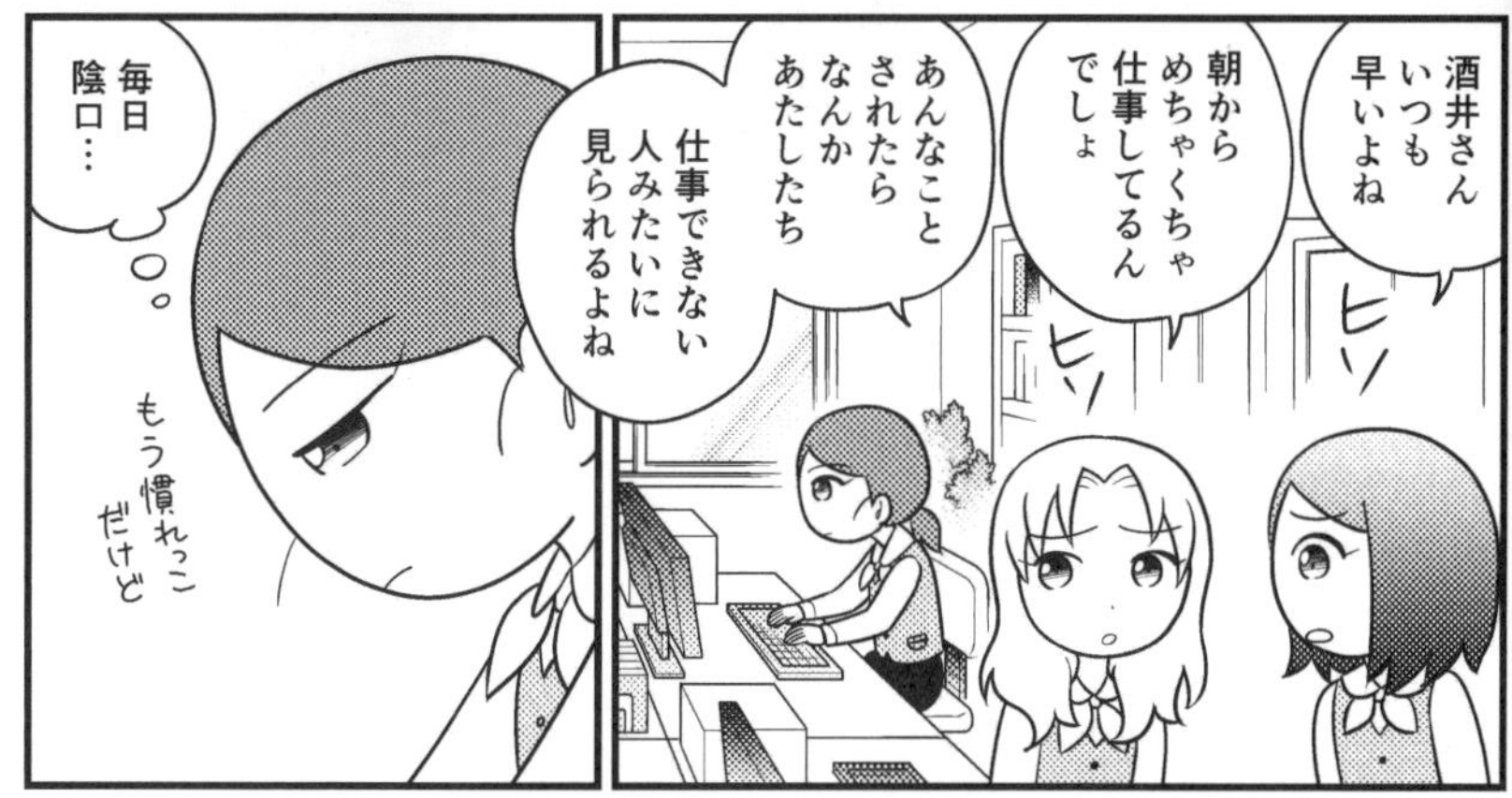
酒井さん
いつも
早いよね
朝から
めちゃくちゃ
仕事してるん
でしょ
ヒソ
ヒソ
あんなこと
されたら
なんか
あたしたち
仕事できない
人みたいに
見られるよね
毎日
陰口…
もう慣れっこ
だけど

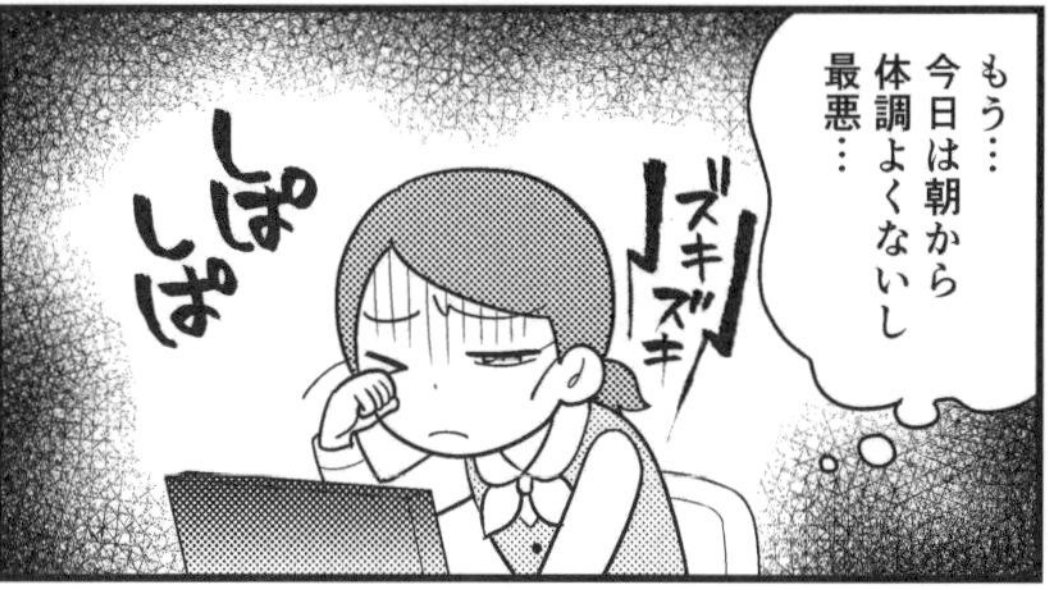
もう…
今日は朝から
体調よくないし
最悪…
ズキズキ
しぱしぱ

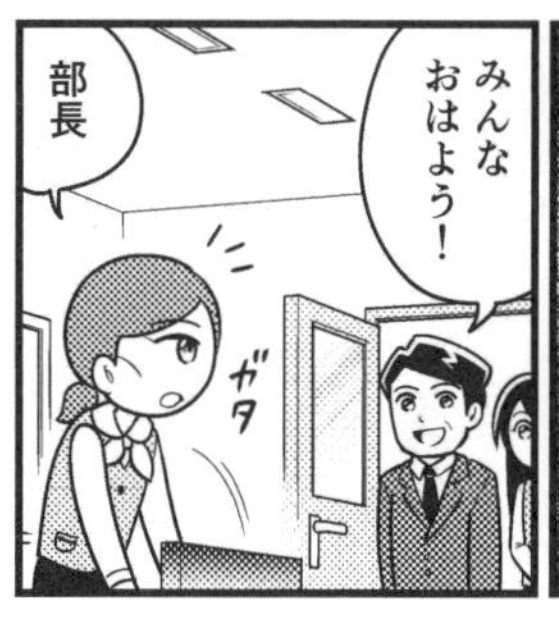
みんな
おはよう！
ガタ
部長

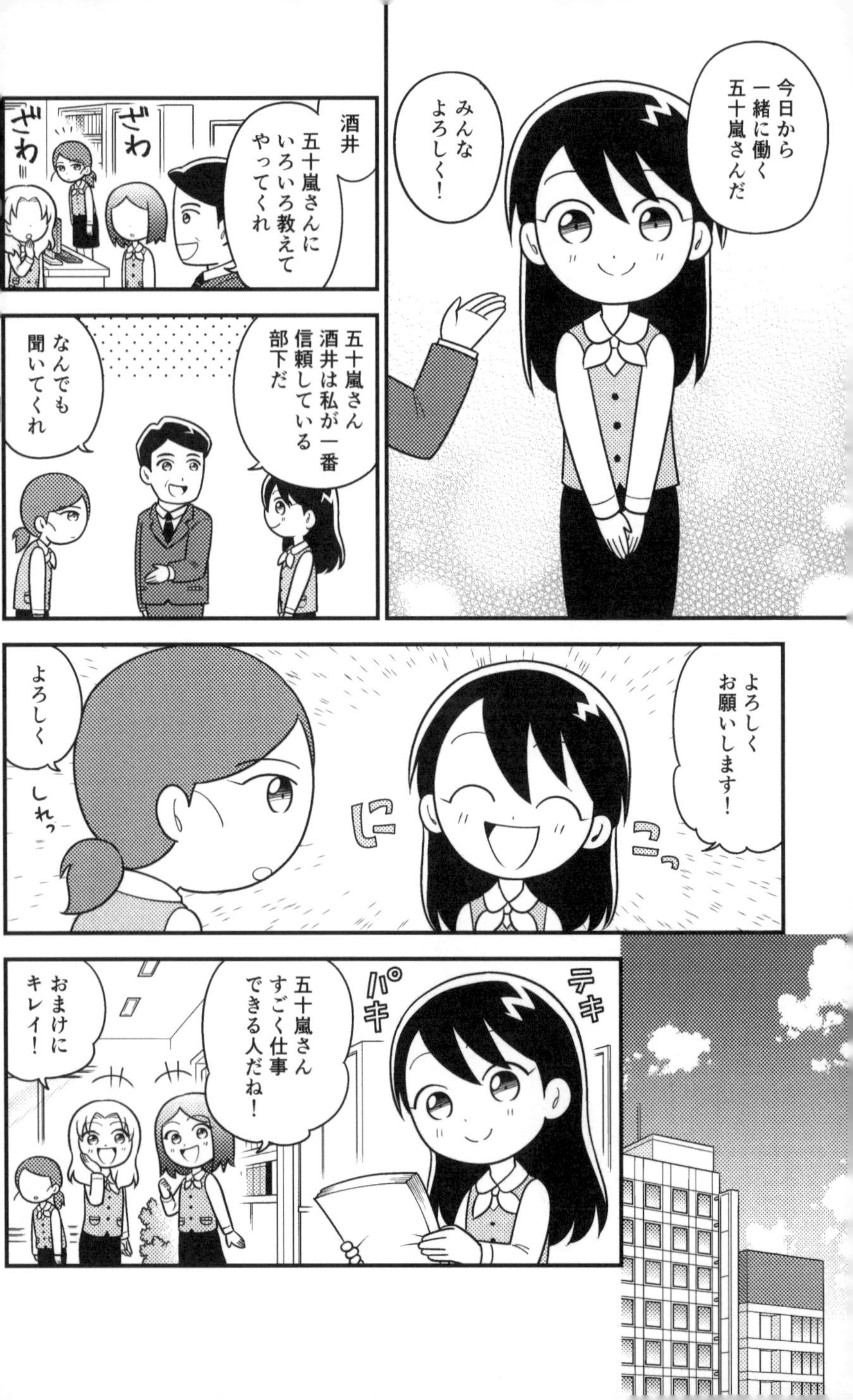

今日から
一緒に働く
五十嵐さんだ

みんな
よろしく！

酒井
五十嵐さんに
いろいろ教えて
やってくれ

ざわ
ざわ

五十嵐さん
酒井は私が一番
信頼している
部下だ

なんでも
聞いてくれ

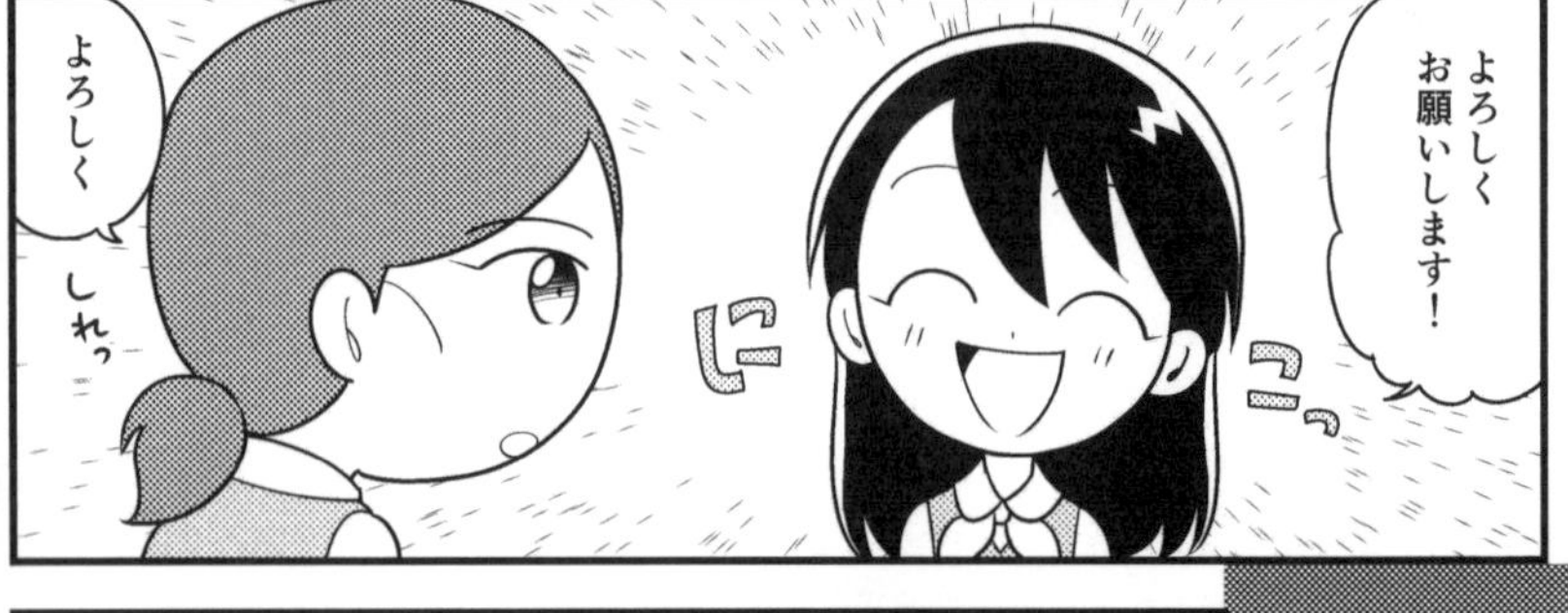

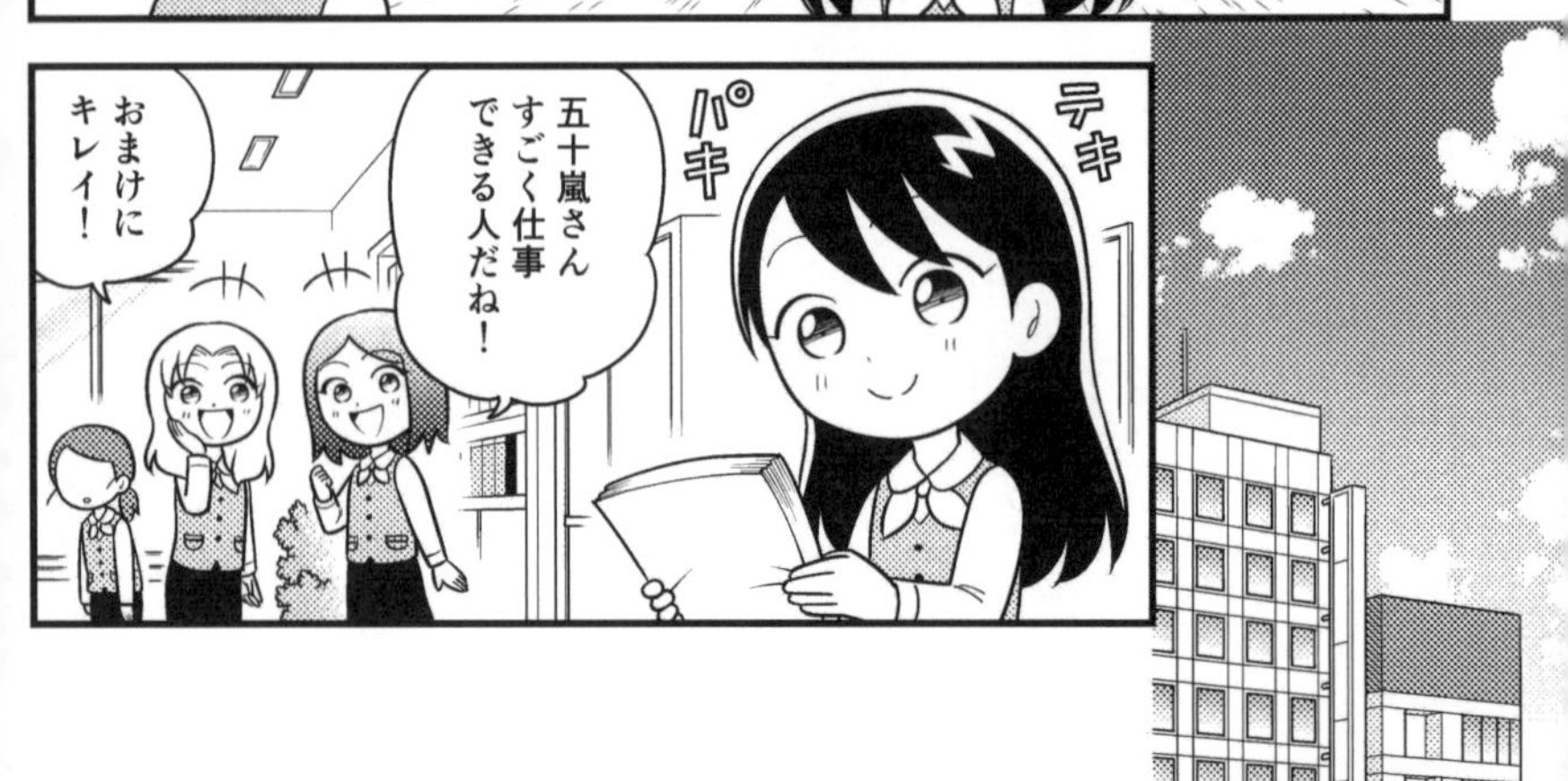

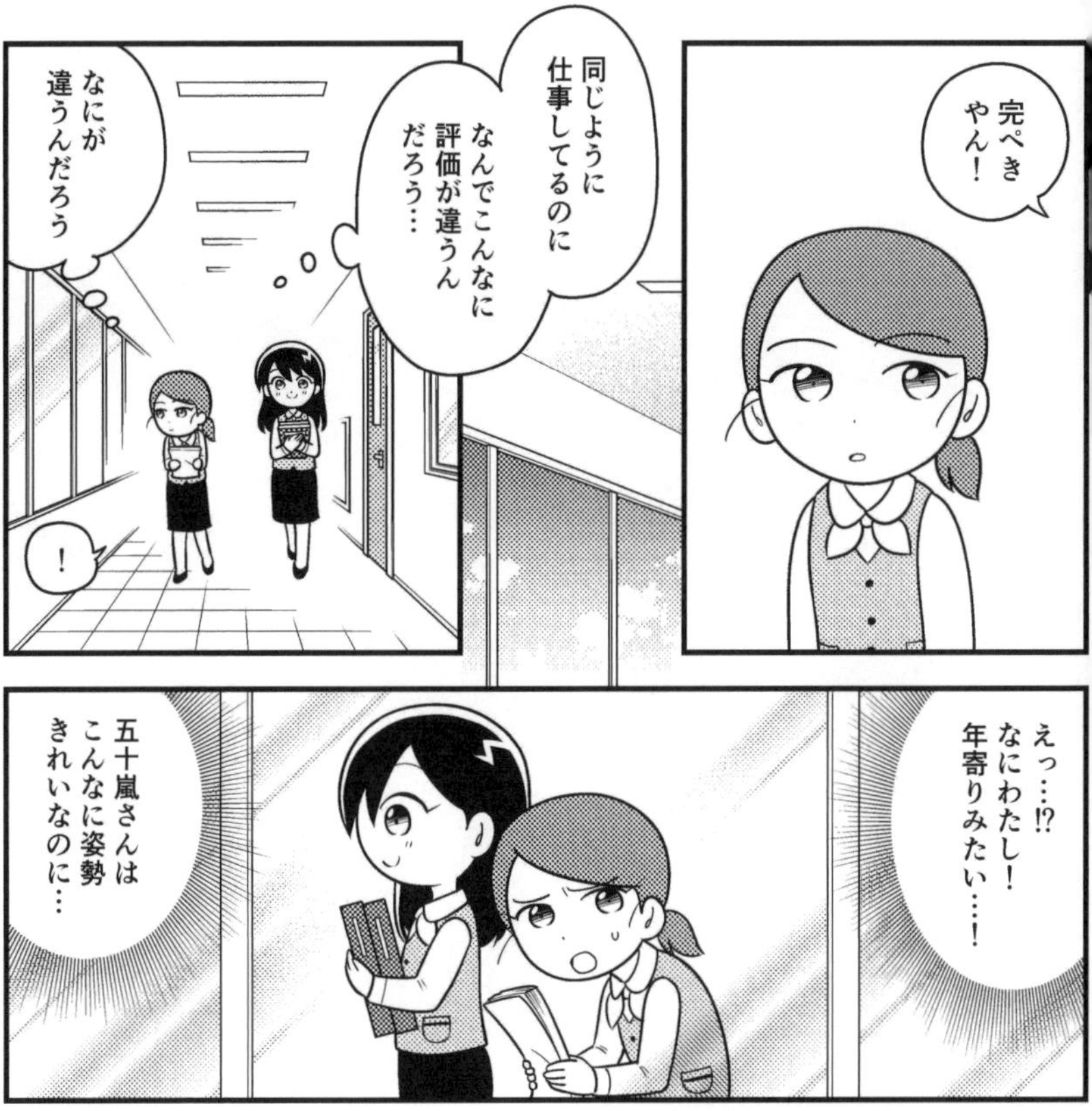

完ぺきやん！

同じように仕事してるのになんでこんなに評価が違うんだろう…

なにが違うんだろう

！

えっ…!? なにわたし！ 年寄りみたい…！

五十嵐さんはこんなに姿勢きれいなのに…

いつの間にこんな風になって…!?
ガーン…
酒井さん大丈夫ですか？
はっ
五十嵐さんはいいよね若くてエネルギッシュで…
羨ましいわ

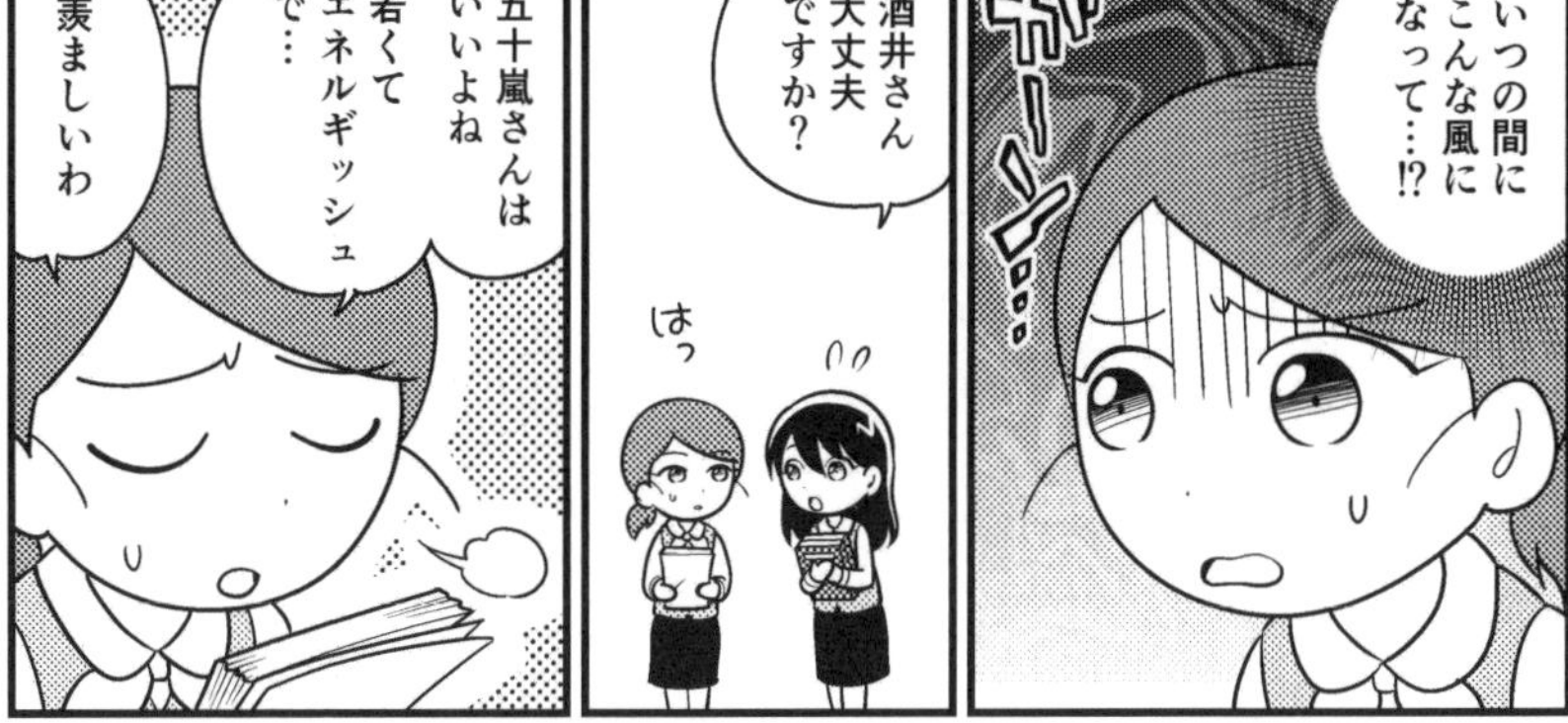

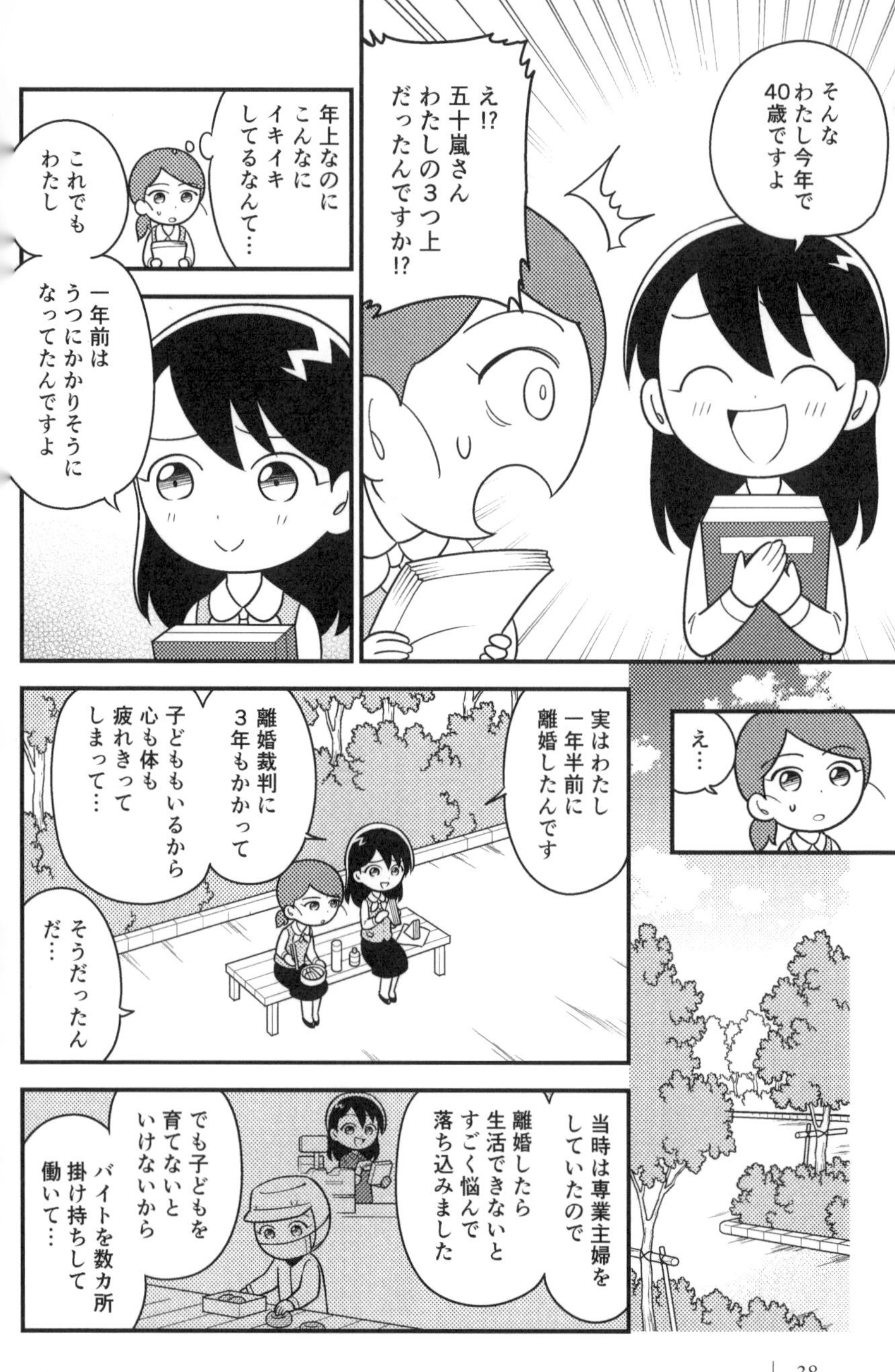
そんな
わたし今年で
40歳ですよ
え!?
五十嵐さん
わたしの３つ上
だったんですか!?
年上なのに
こんなに
イキイキ
してるなんて…
これでも
わたし
一年前は
うつにかかりそうに
なってたんですよ
え…
実はわたし
一年半前に
離婚したんです
離婚裁判に
３年もかかって
子どももいるから
心も体も
疲れきって
しまって…
そうだったん
だ…
当時は専業主婦を
していたので
離婚したら
生活できないと
すごく悩んで
落ち込みました
でも子どもを
育てないと
いけないから
バイトを数カ所
掛け持ちして
働いて…

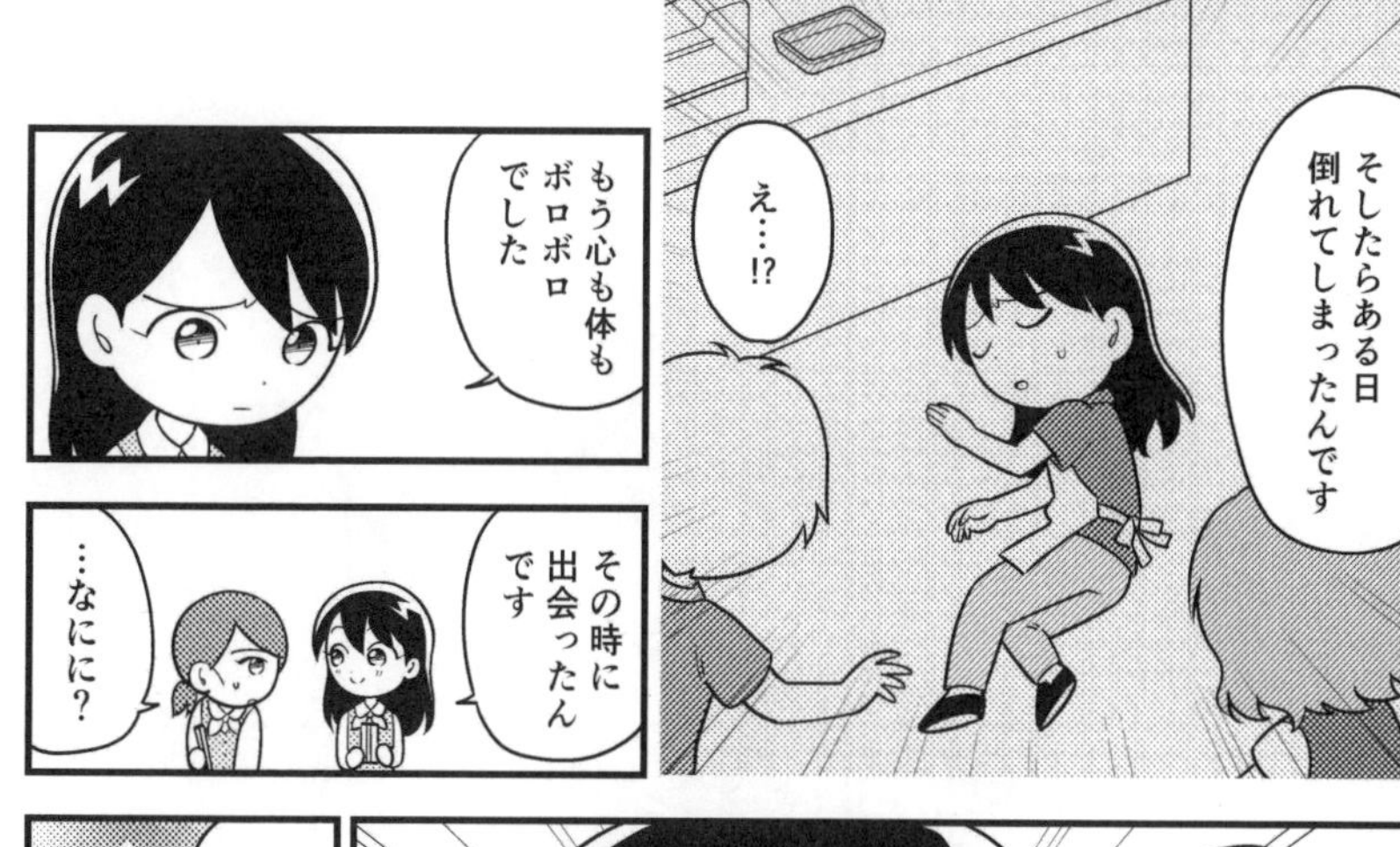
そしたらある日
倒れてしまったんです
え…!?
もう心も体も
ボロボロ
でした
その時に
出会ったん
です
…なにに?

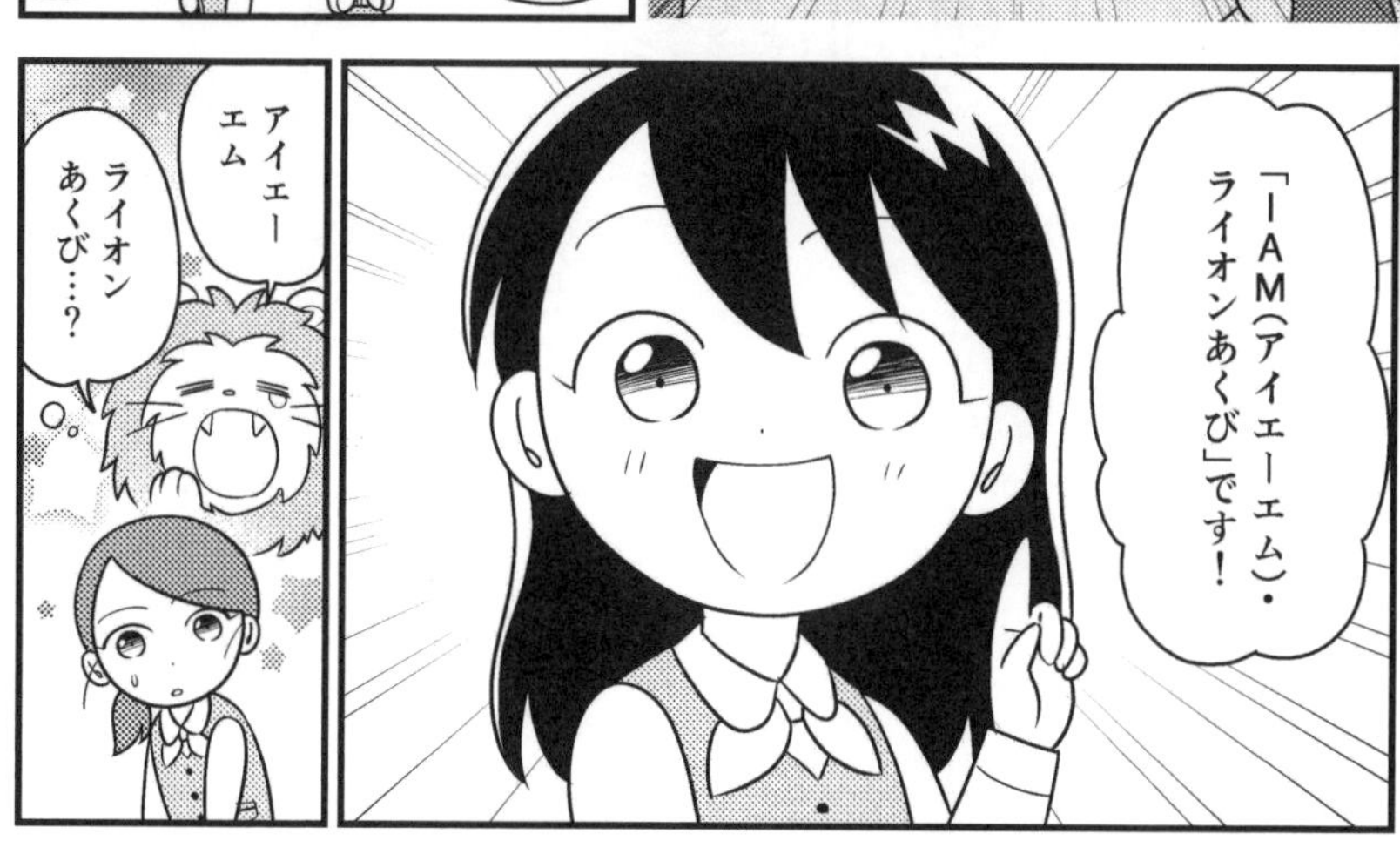
「IAM(アイエーエム)・
ライオンあくび」です!
アイエー
エム
ライオン
あくび…?

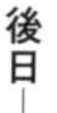
後日——

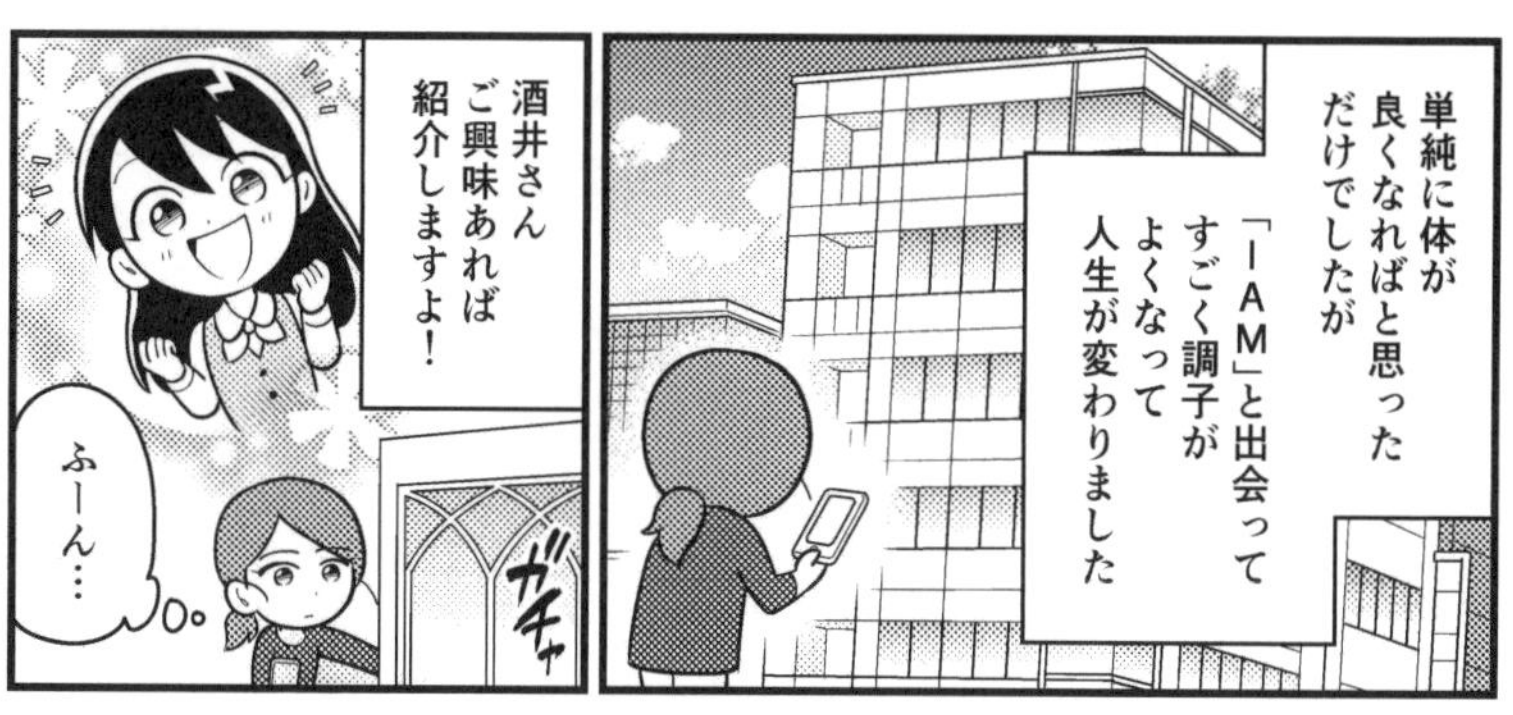
単純に体が
良くなればと思った
だけでしたが
「IAM」と出会って
すごく調子が
よくなって
人生が変わりました
ガチャ
酒井さん
ご興味あれば
紹介しますよ!
ふーん…

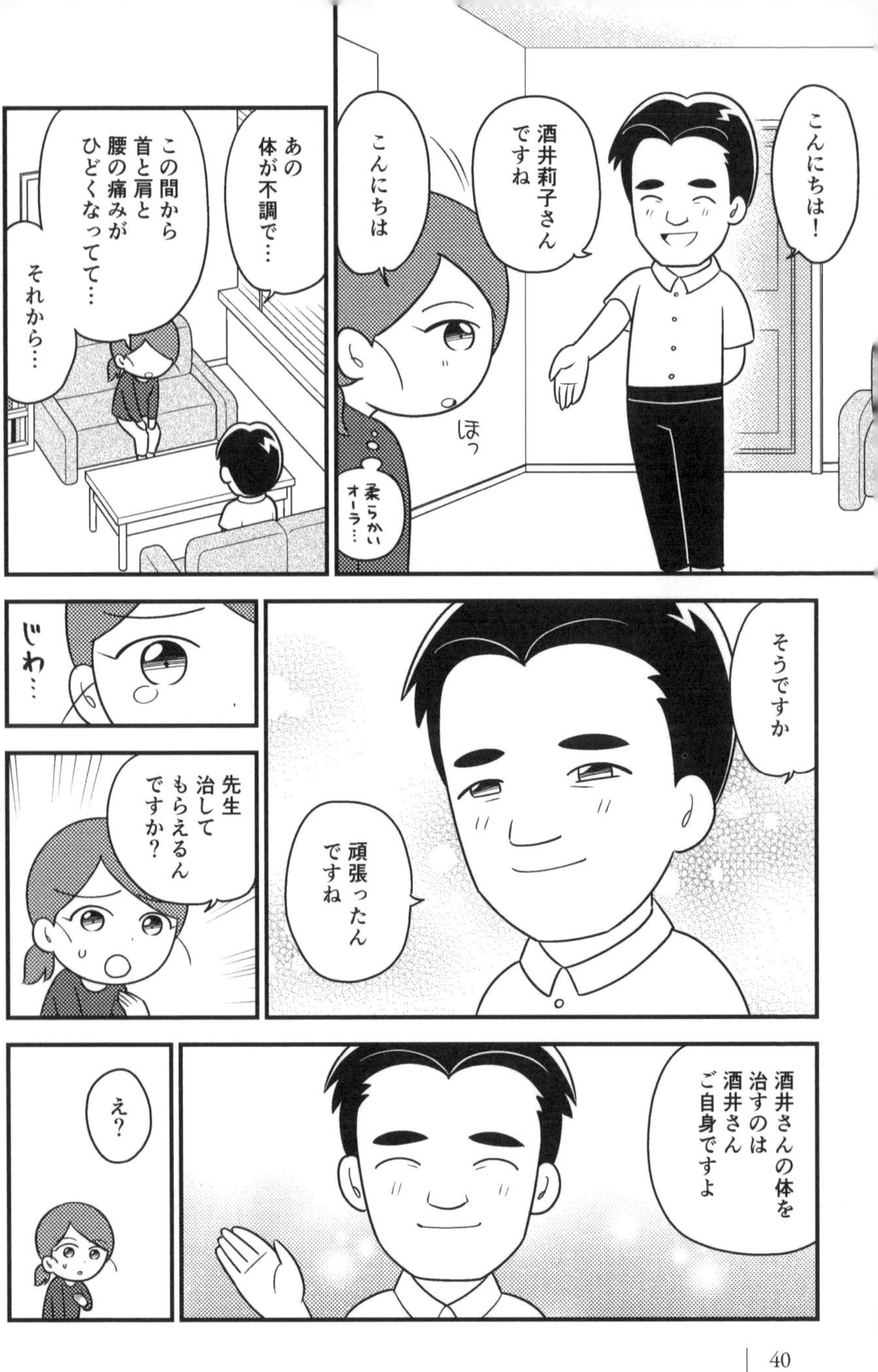

こんにちは！
酒井莉子さんですね
こんにちは
ほっ
柔らかいオーラ…
あの体が不調で…
この間から首と肩と腰の痛みがひどくなってて…
それから…

そうですか
頑張ったんですね

じわ…

先生治してもらえるんですか？

酒井さんの体を治すのは酒井さんご自身ですよ

え？

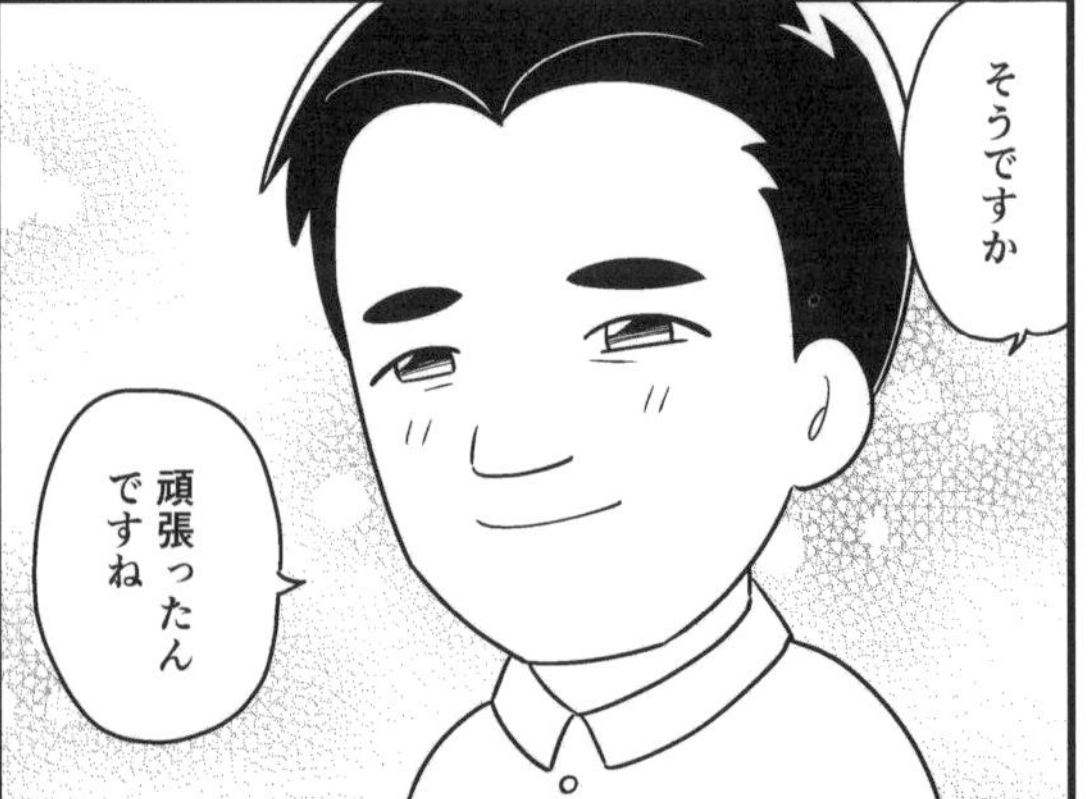

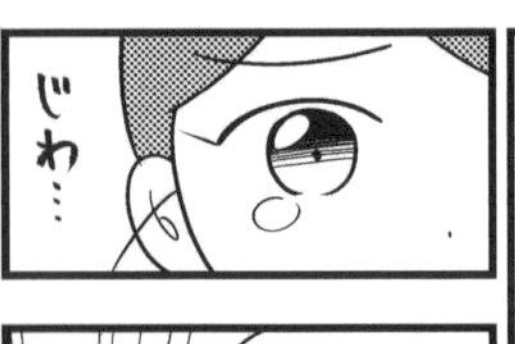

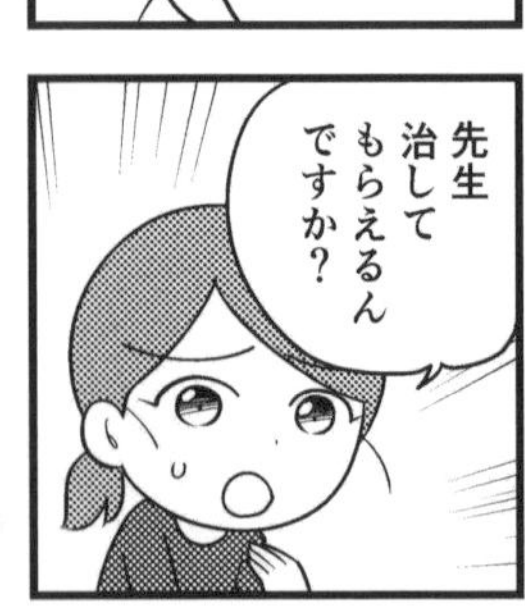

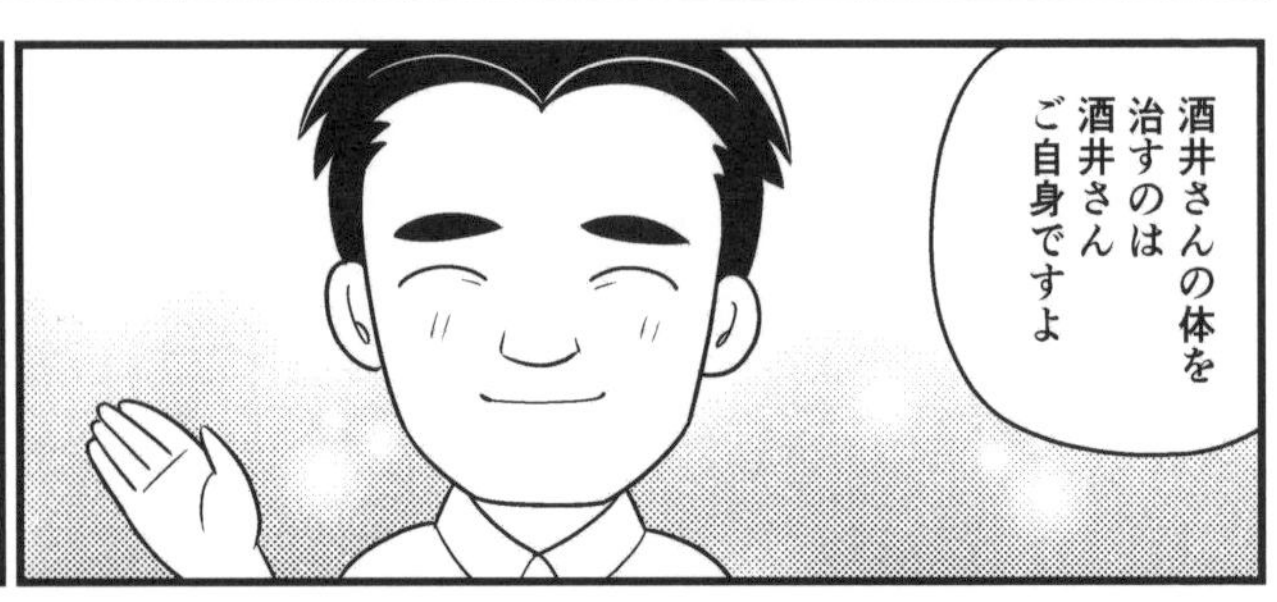

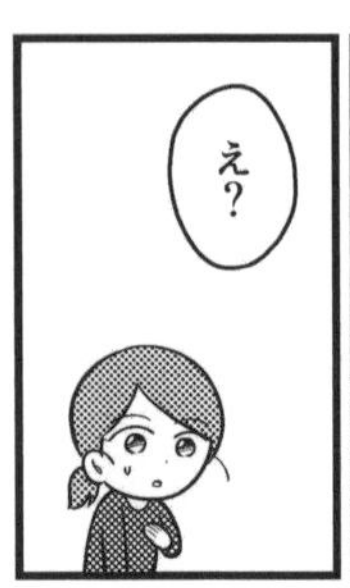

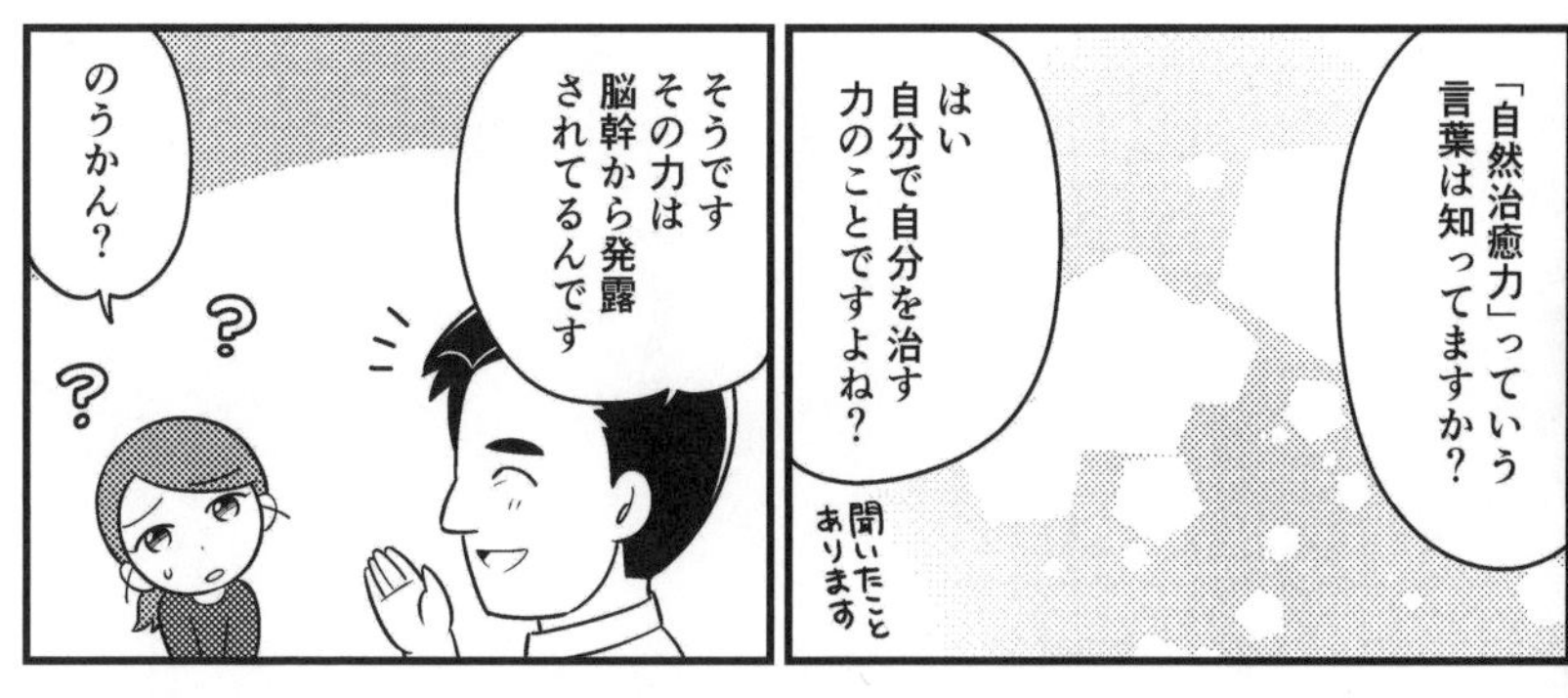
「自然治癒力」っていう言葉は知ってますか？
聞いたことあります
はい 自分で自分を治す力のことですよね？
そうです その力は脳幹から発露されてるんです
のうかん？

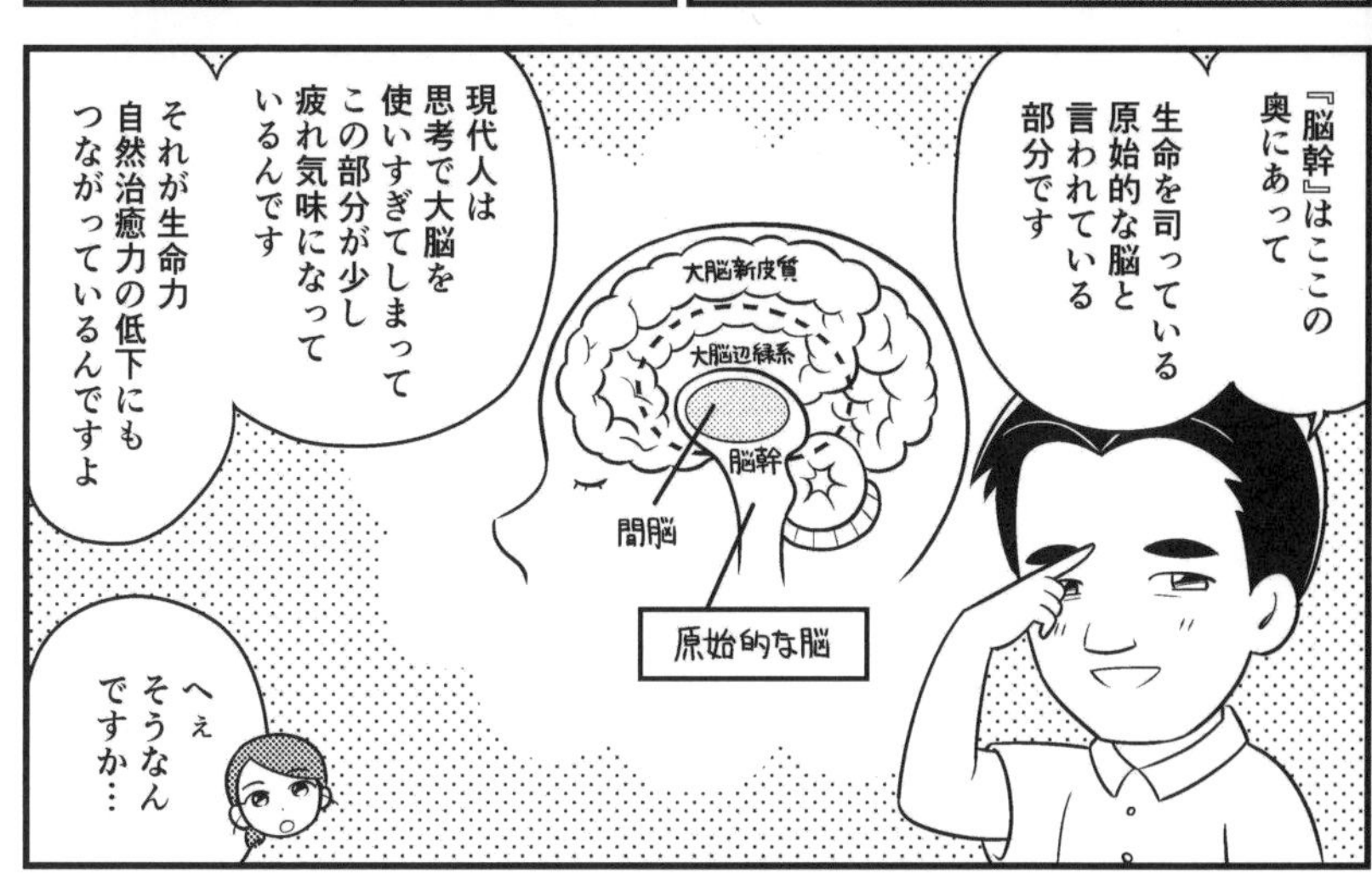
『脳幹』はここの奥にあって
生命を司っている原始的な脳と言われている部分です
大脳新皮質
大脳辺縁系
脳幹
間脳
原始的な脳
現代人は思考で大脳を使いすぎてしまってこの部分が少し疲れ気味になっているんです
それが生命力 自然治癒力の低下にもつながっているんですよ
へぇ そうなんですか…

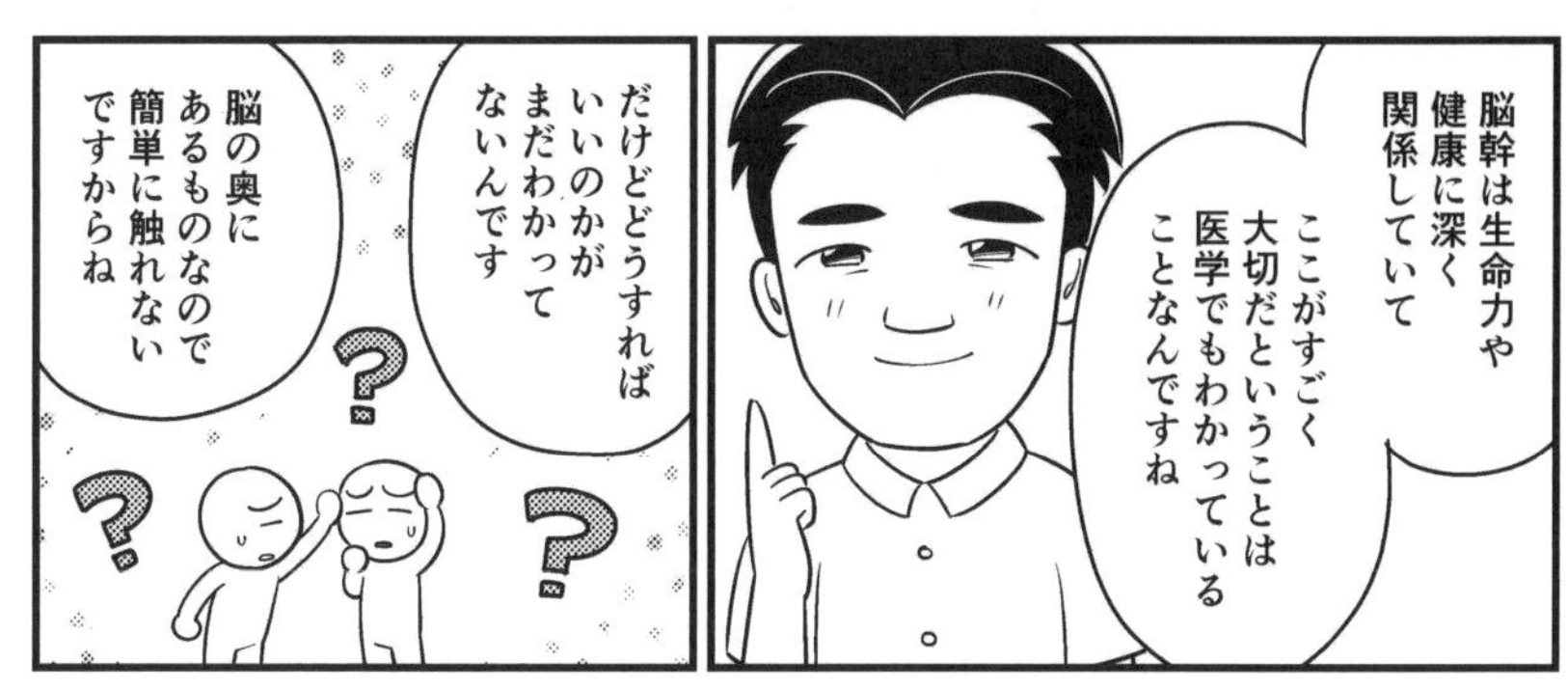
脳幹は生命力や健康に深く関係していて
ここがすごく大切だということは医学でもわかっていることなんですね
だけどどうすればいいのかがまだわかってないんです
脳の奥にあるものなので簡単に触れないですからね

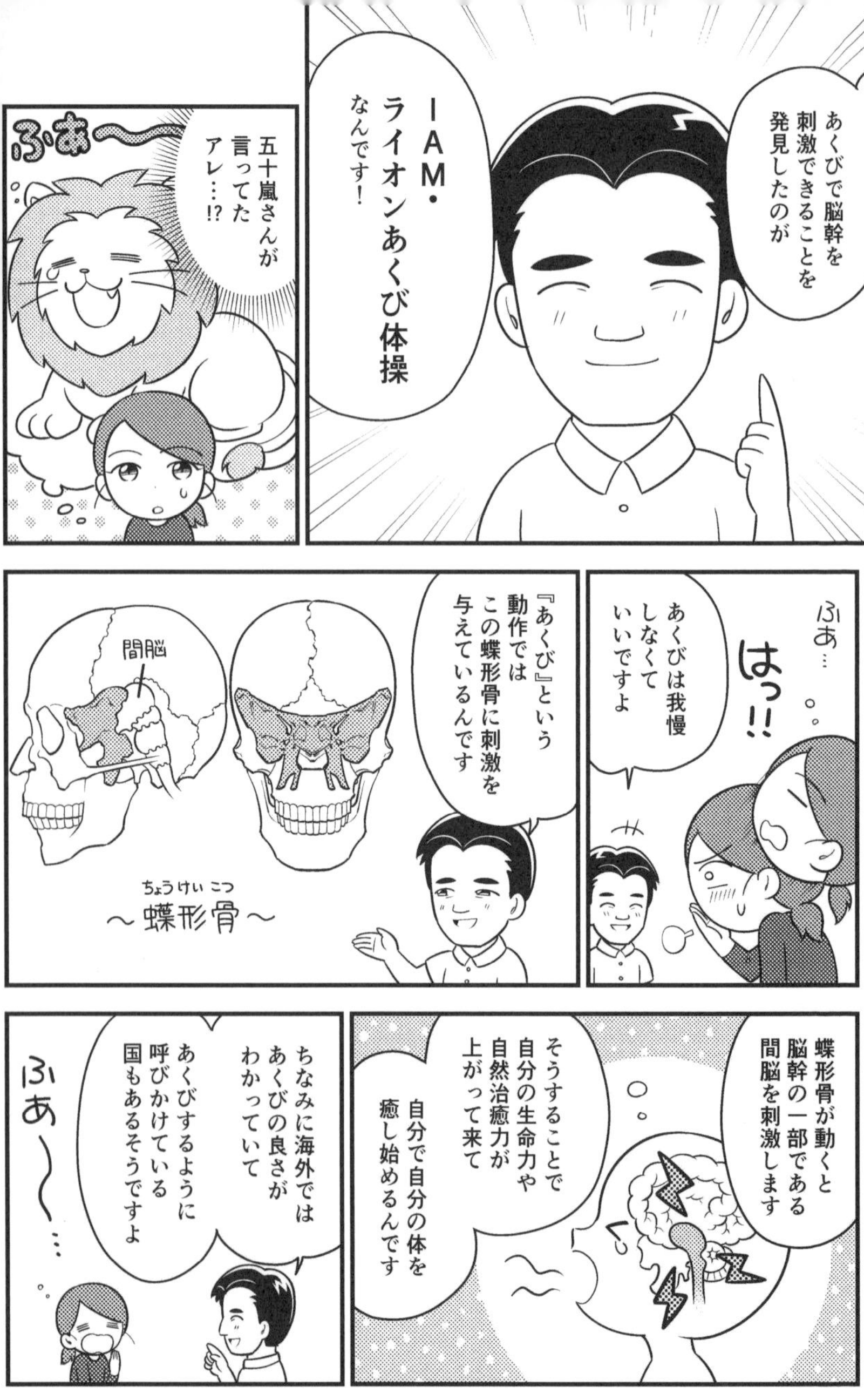

で
あくびで脳幹を刺激できることを発見したのが
IAM・ライオンあくび体操なんです！
ふあ〜〜
五十嵐さんが言ってたアレ…!?

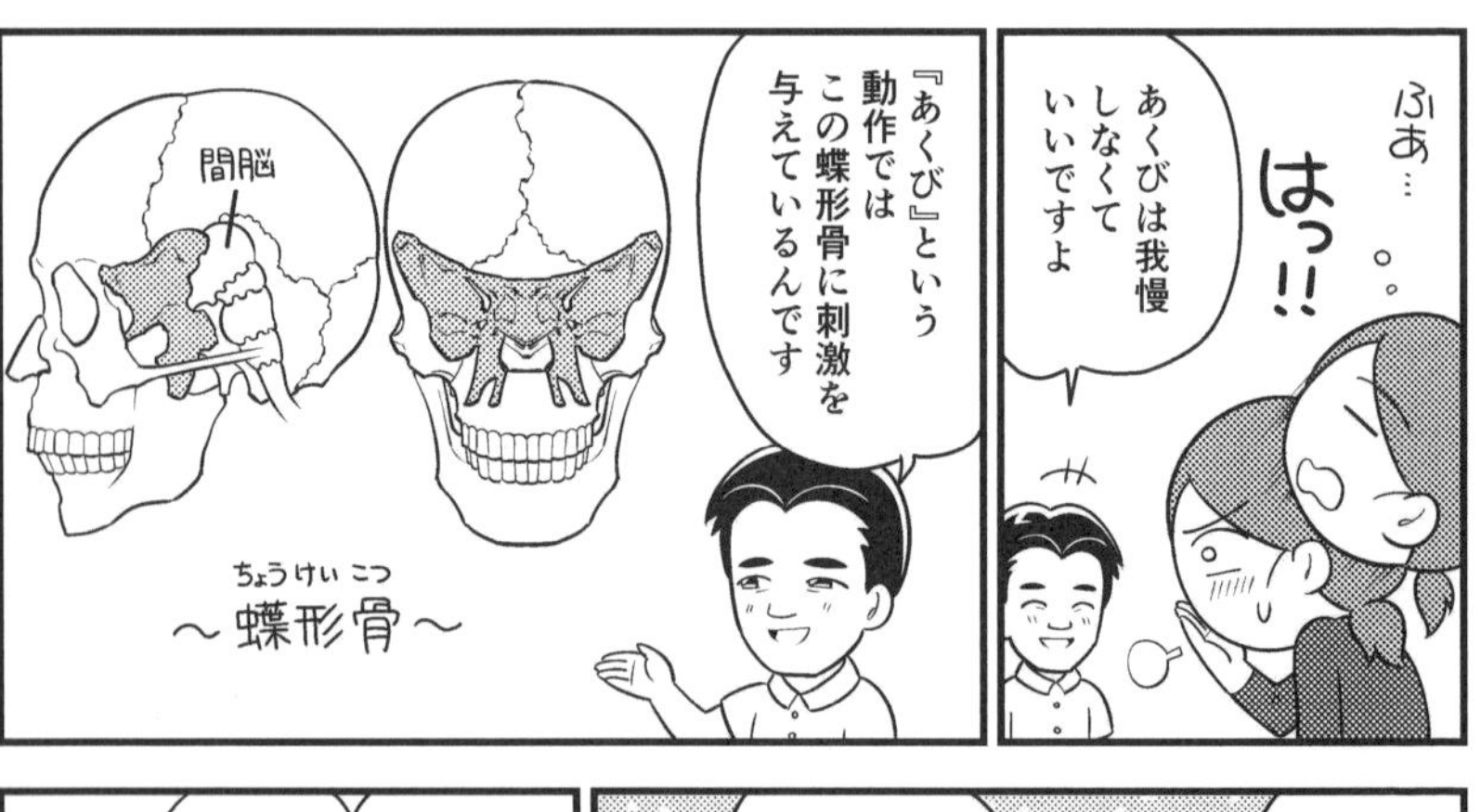

ふあ…
はっ!!
あくびは我慢しなくていいですよ
『あくび』という動作ではこの蝶形骨に刺激を与えているんです
間脳
ちょうけいこつ
〜蝶形骨〜

蝶形骨が動くと脳幹の一部である間脳を刺激します
そうすることで自分の生命力や自然治癒力が上がって来て
自分で自分の体を癒し始めるんです
ちなみに海外ではあくびの良さがわかっていて
あくびするように呼びかけている国もあるそうですよ
ふあ〜〜…

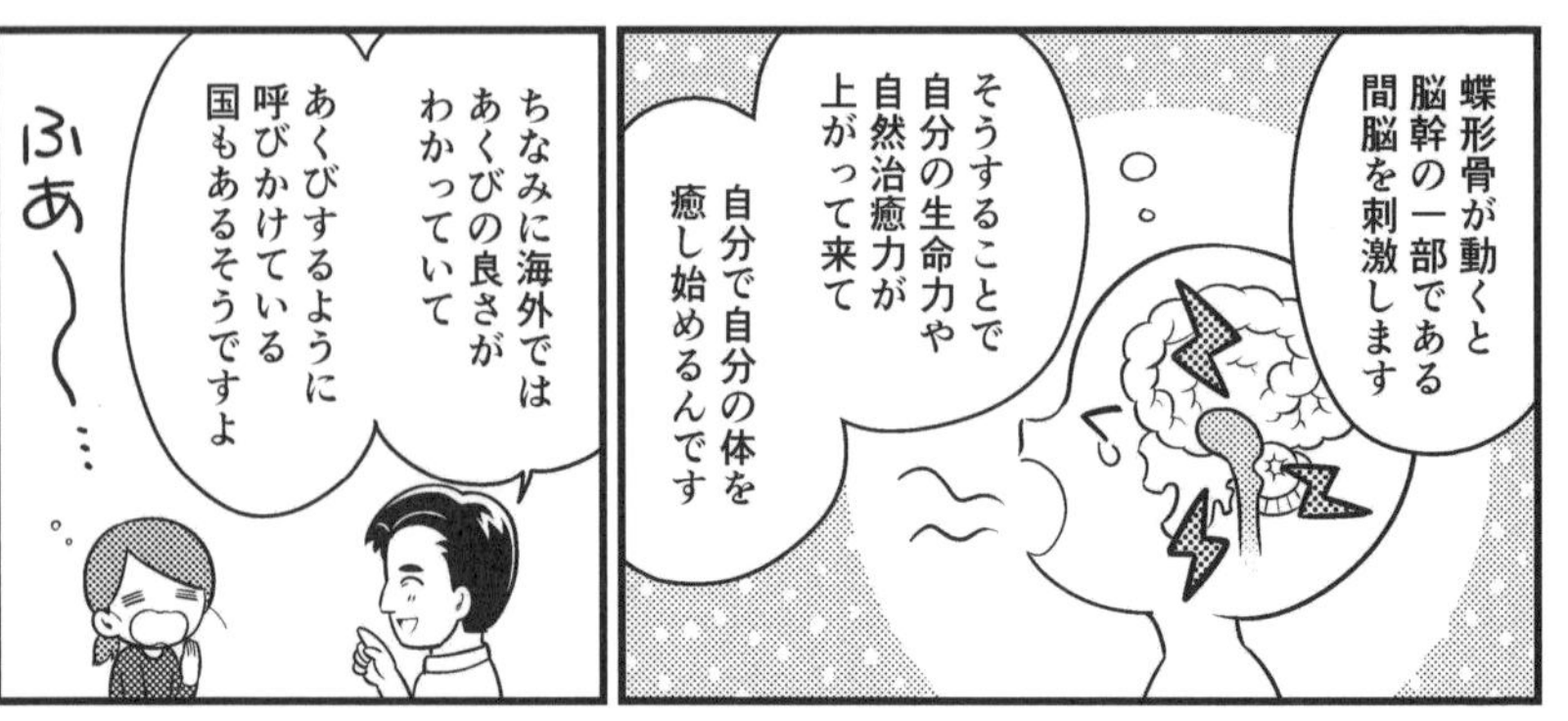

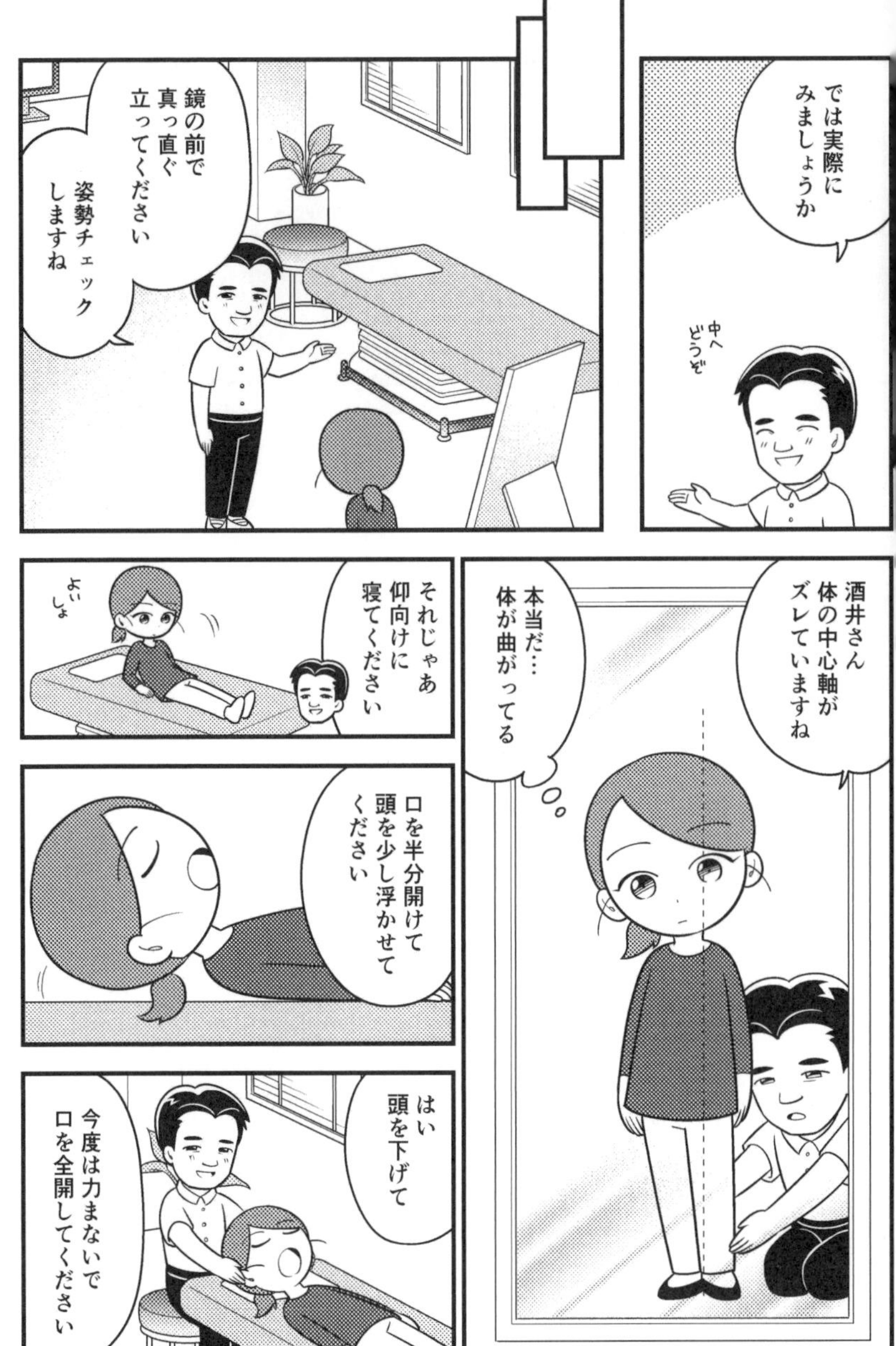
では実際にみましょうか
中へどうぞ
鏡の前で真っ直ぐ立ってください
姿勢チェックしますね
酒井さん体の中心軸がズレていますね
本当だ…体が曲がってる
それじゃあ仰向けに寝てください
よいしょ
口を半分開けて頭を少し浮かせてください
はい頭を下げて
今度は力まないで口を全開してください

はい
そのまま20秒キープしてください
…はい
口を閉じてください
これを繰り返していきますね

なんだろう
この感覚

頭の中がふわふわ
ポカポカしてきた

あ 今度は肩と腰がピリピリしてきた…!
ー
ちょっと痛い
でも気持ちいい
ー

はい
終わりました
さっきと同じ場所に立ってみてください

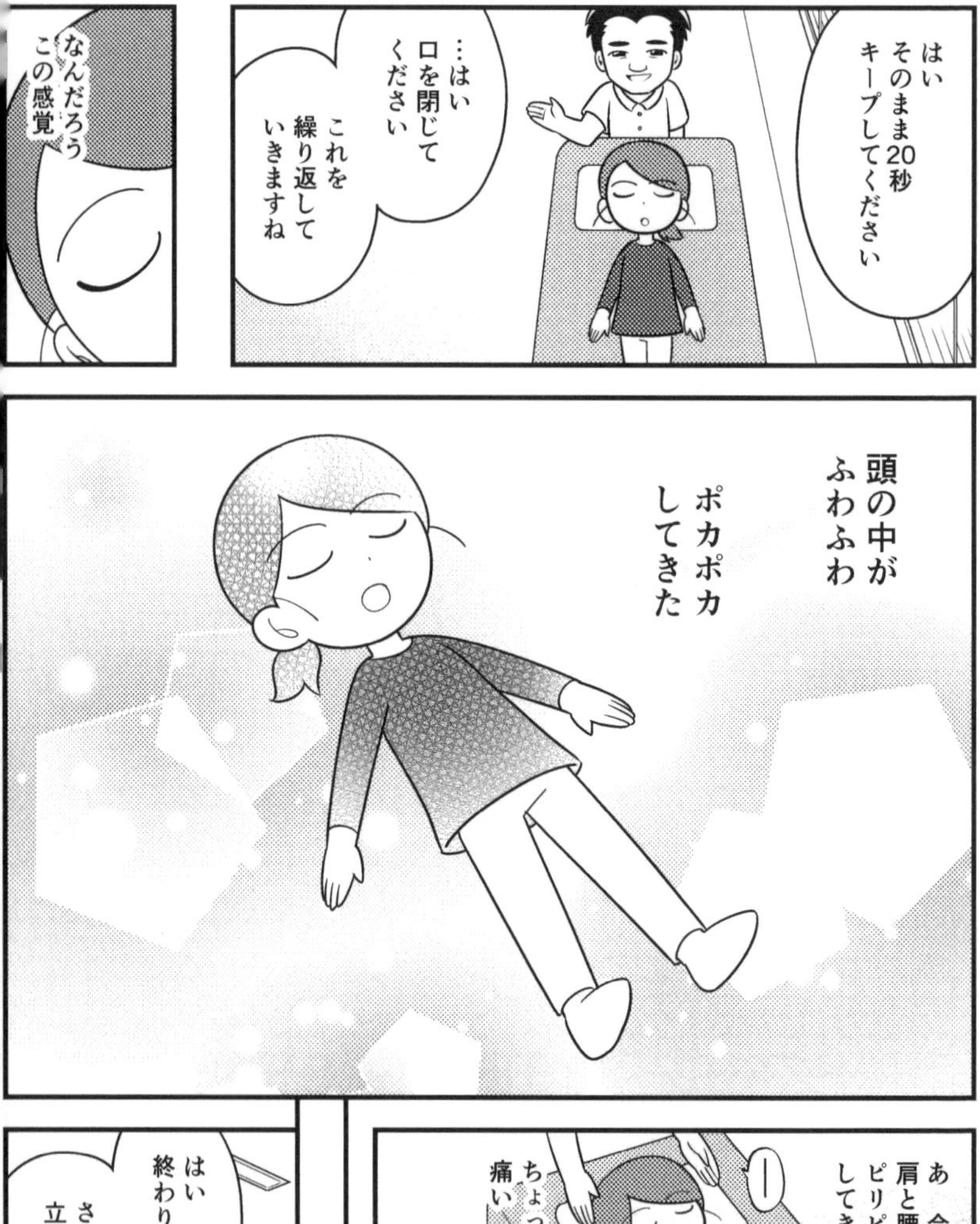

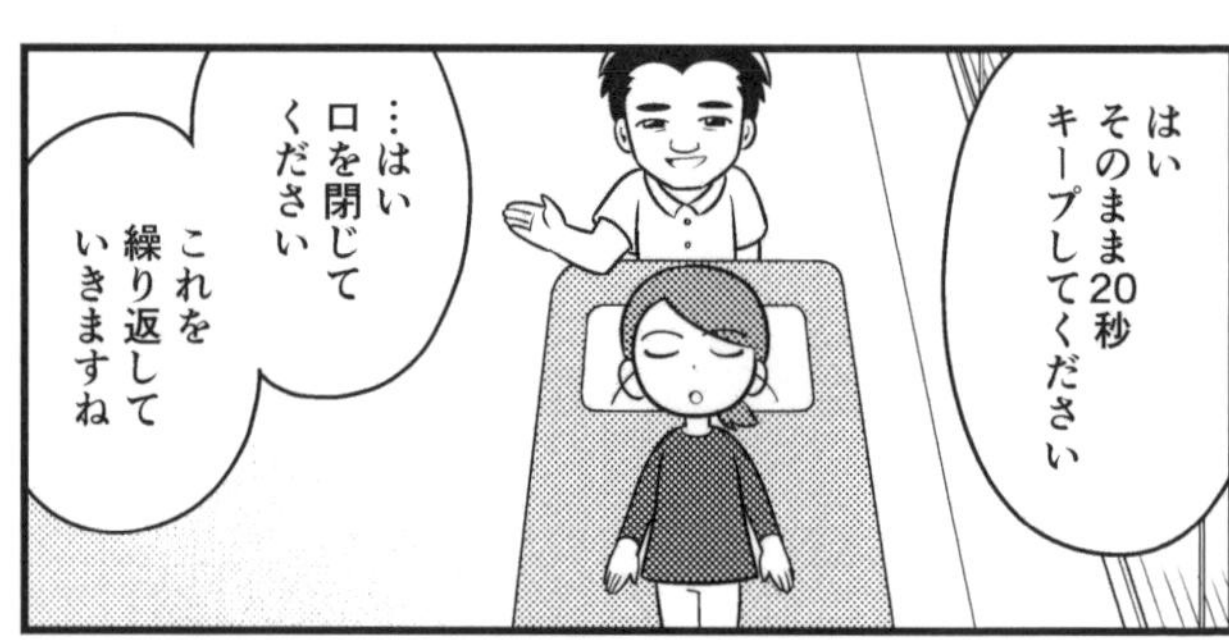

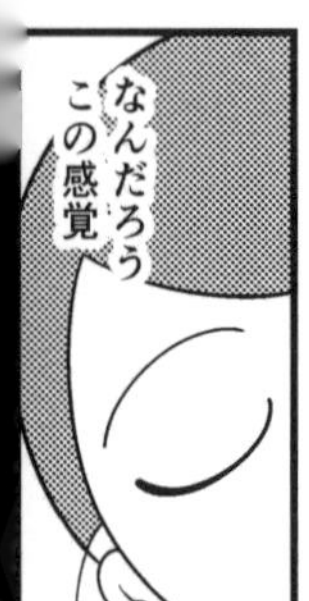

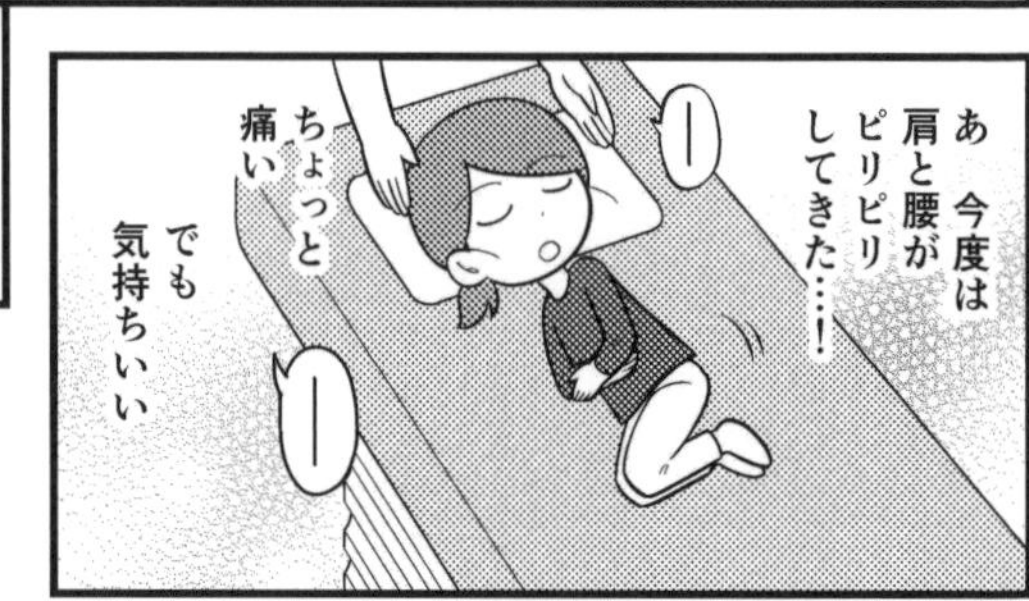

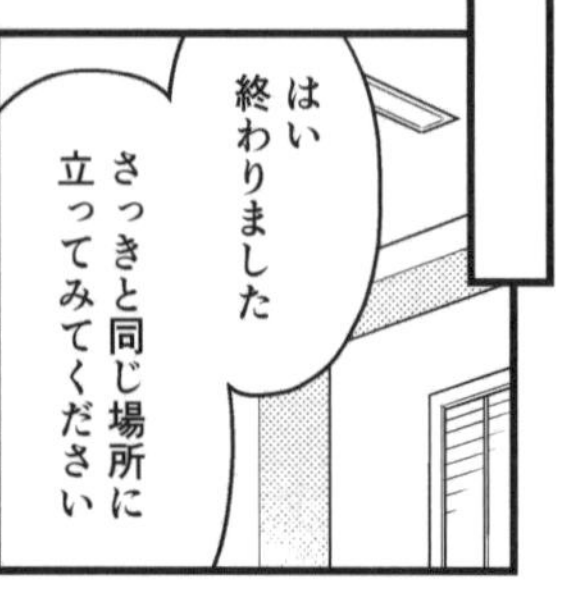

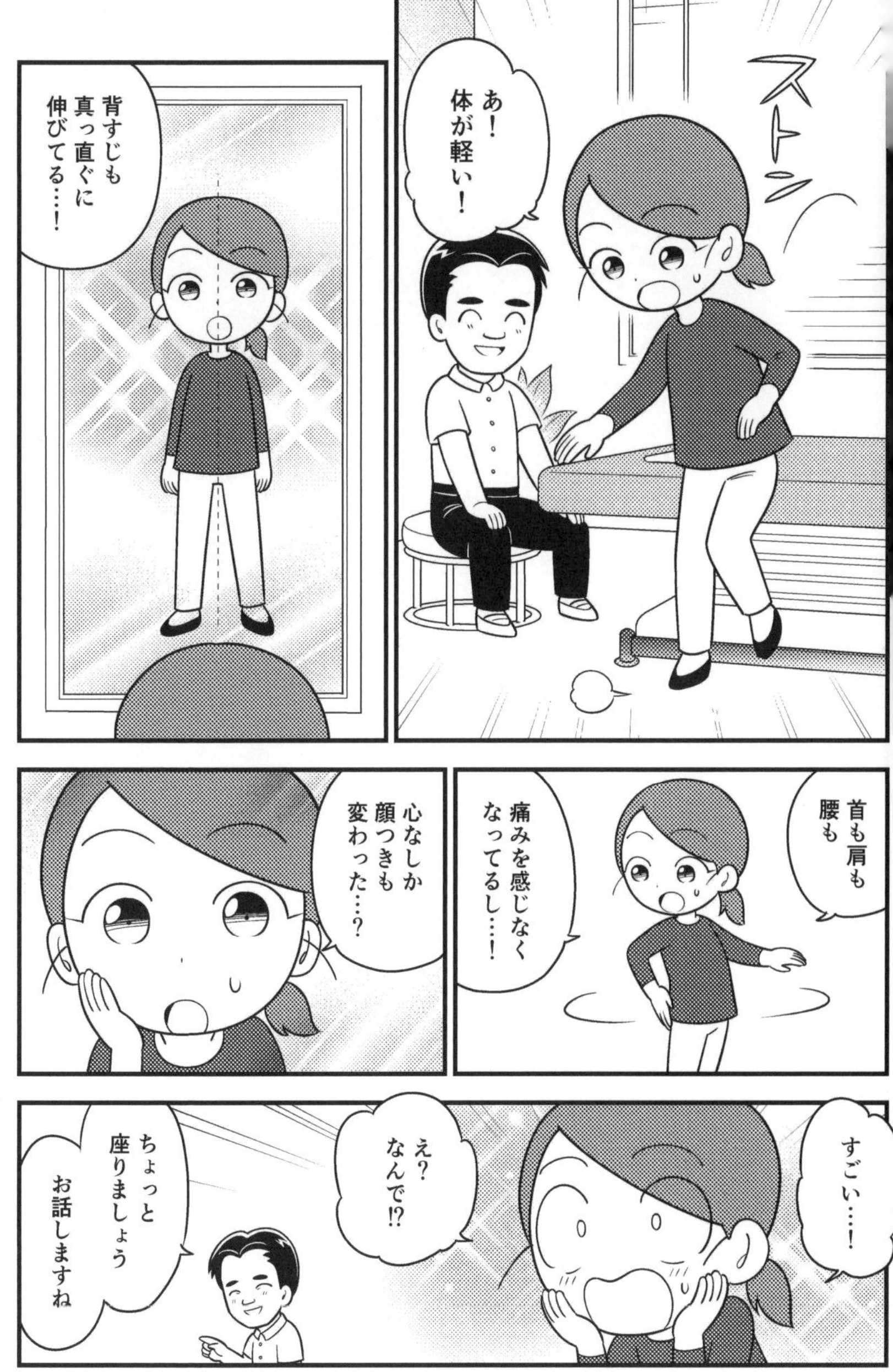
ストン
あ！
体が軽い！
背すじも
真っ直ぐに
伸びてる…！
首も肩も
腰も
痛みを感じなく
なってるし…！
心なしか
顔つきも
変わった…？
すごい…！
え？
なんで!?
ちょっと
座りましょう
お話しますね

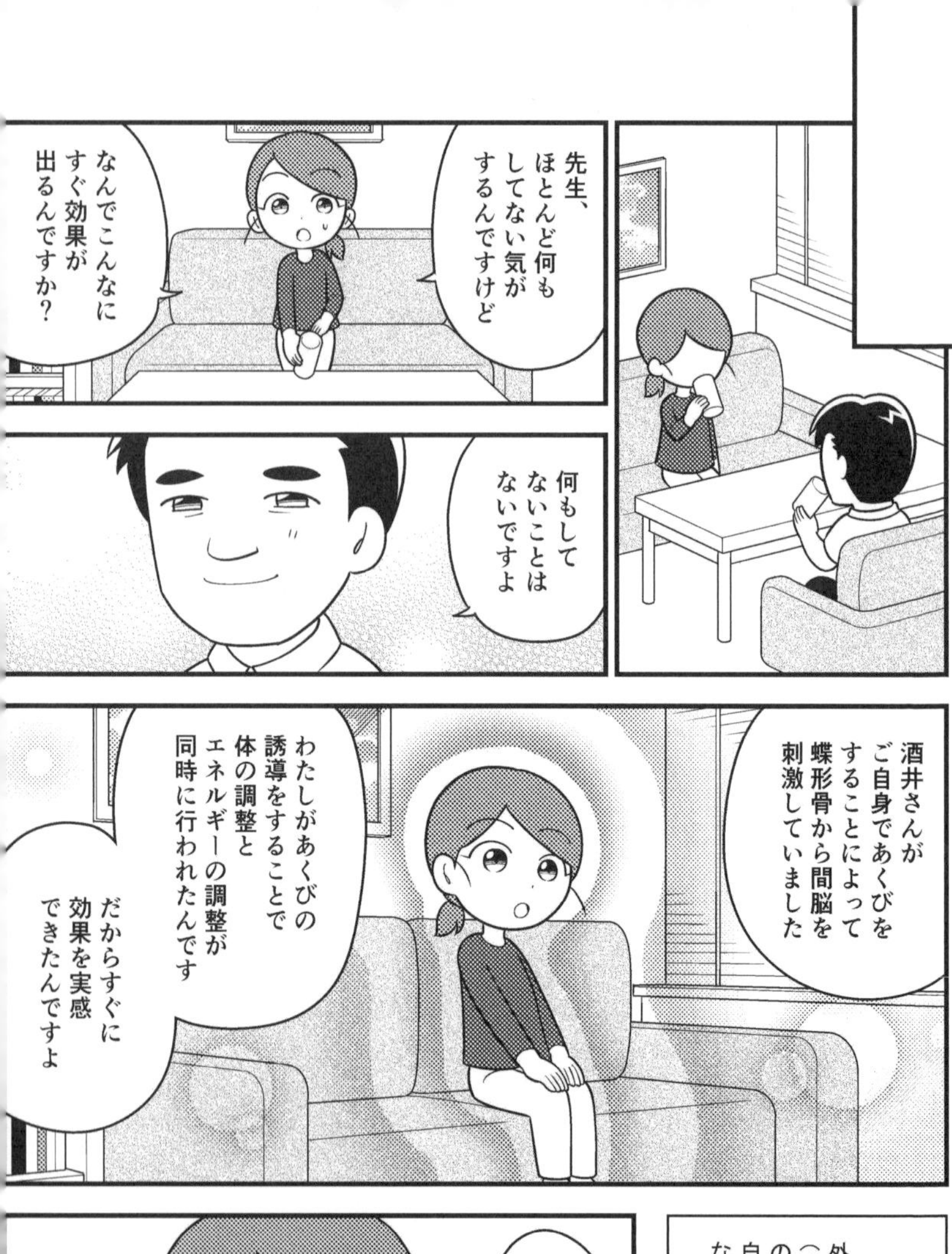

先生、ほとんど何もしてない気がするんですけど

なんでこんなにすぐ効果が出るんですか？

何もしてないことはないですよ

酒井さんがご自身であくびをすることによって蝶形骨から間脳を刺激していました
わたしがあくびの誘導をすることで体の調整とエネルギーの調整が同時に行われたんです
だからすぐに効果を実感できたんですよ

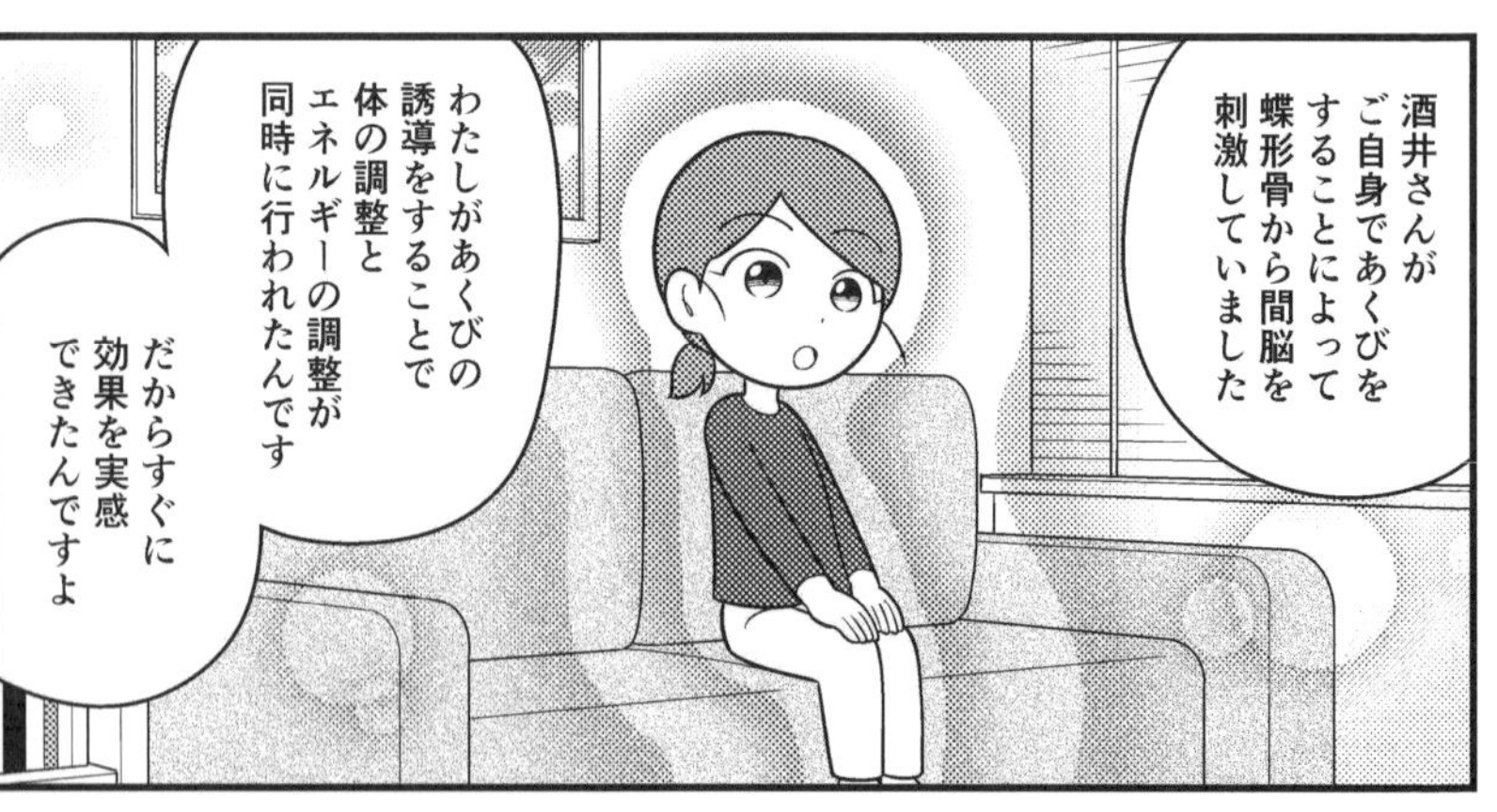

―IAMの特徴①―

外から刺激を与える（人や機器にしてもらう）のではなく自分で行うあくび動作なので安全。

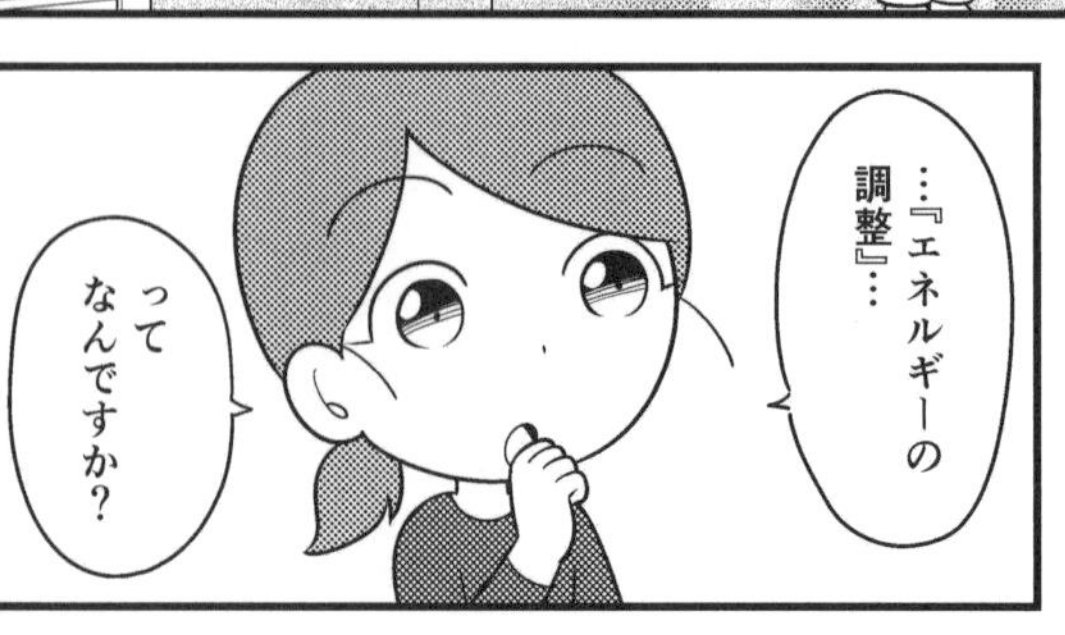

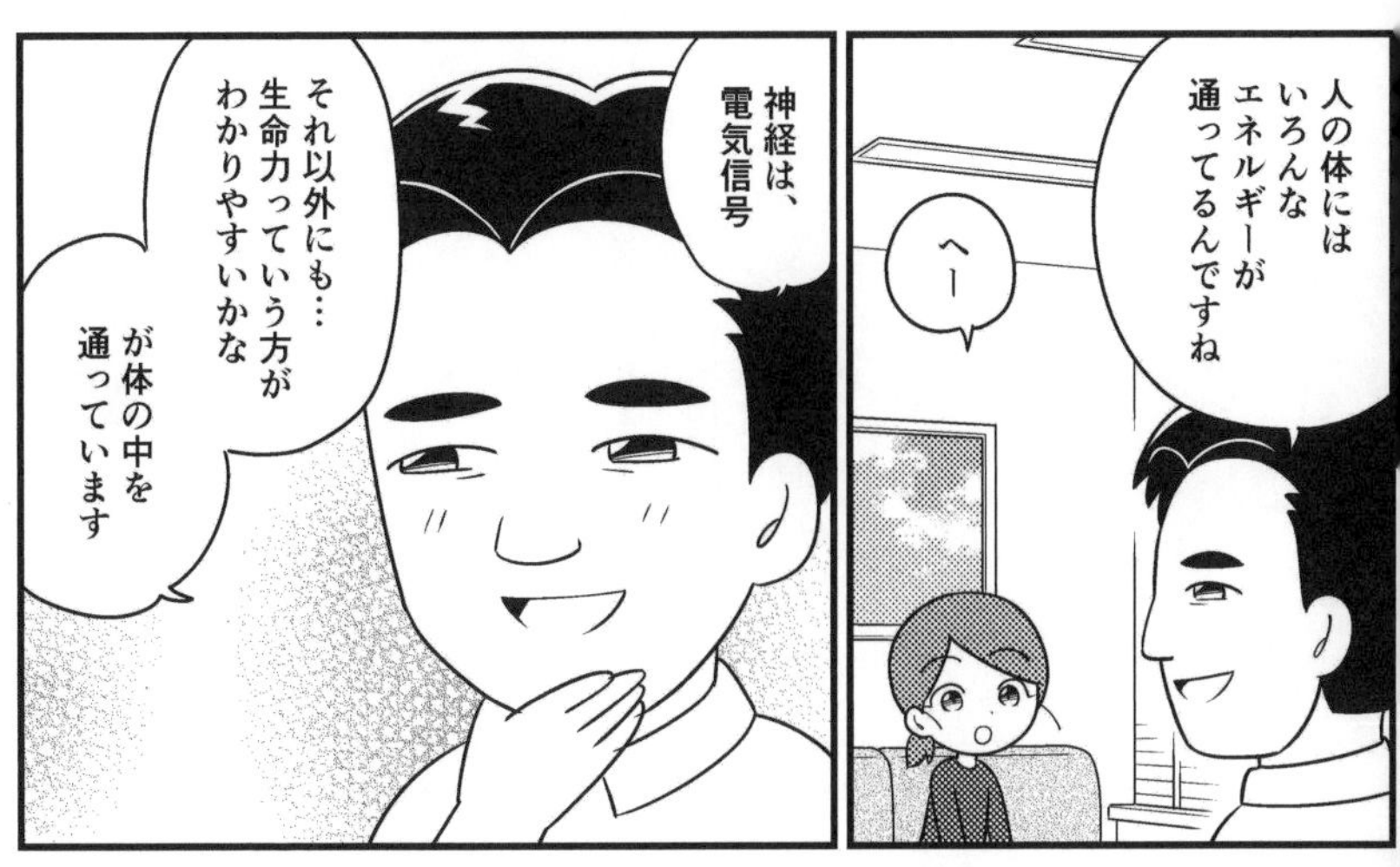
人の体にはいろんなエネルギーが通ってるんですね
へー
神経は、電気信号
それ以外にも…生命力っていう方がわかりやすいかな
が体の中を通っています

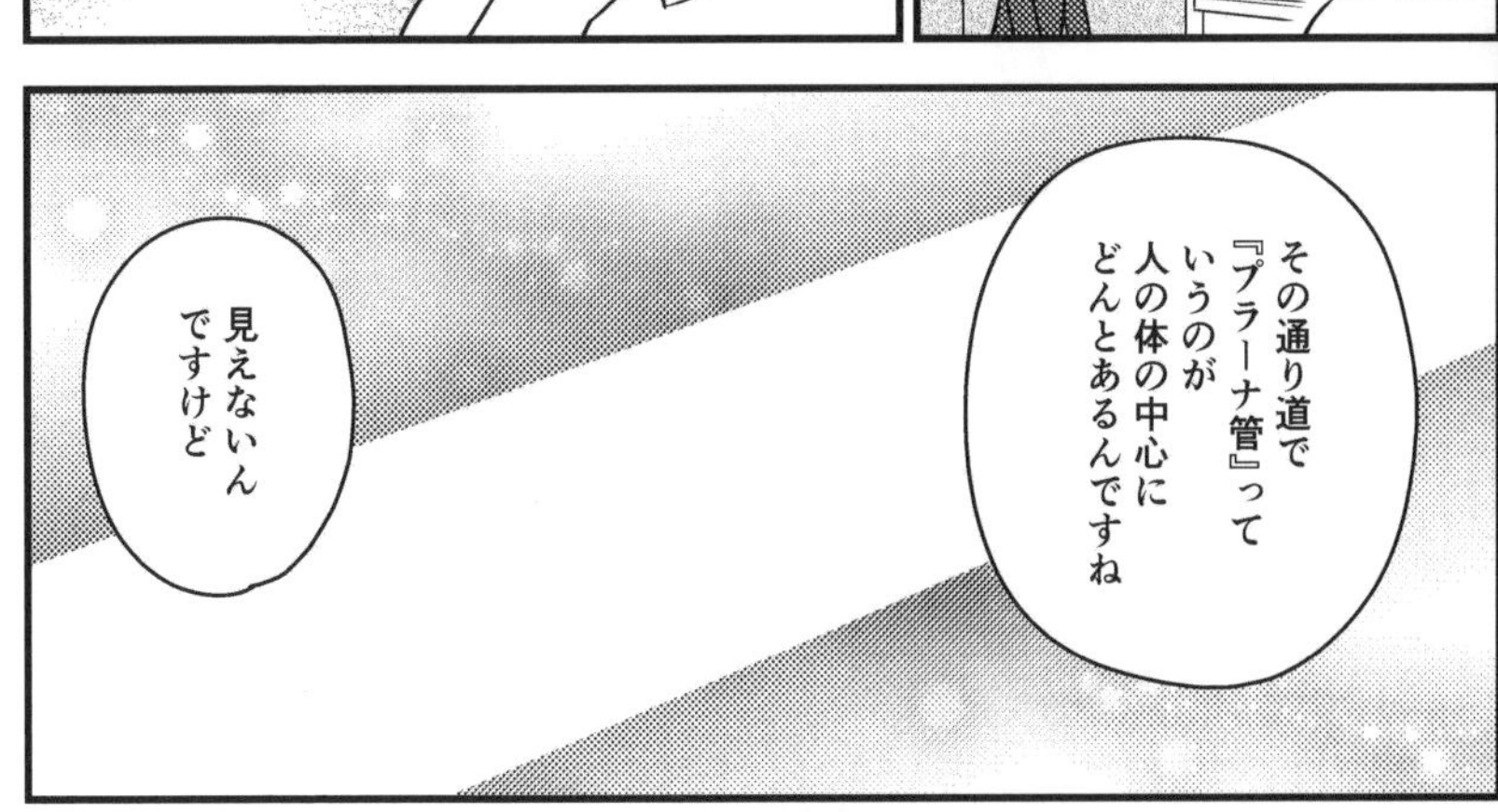
その通り道で『プラーナ管』っていうのが人の体の中心にどんとあるんですね
見えないんですけど

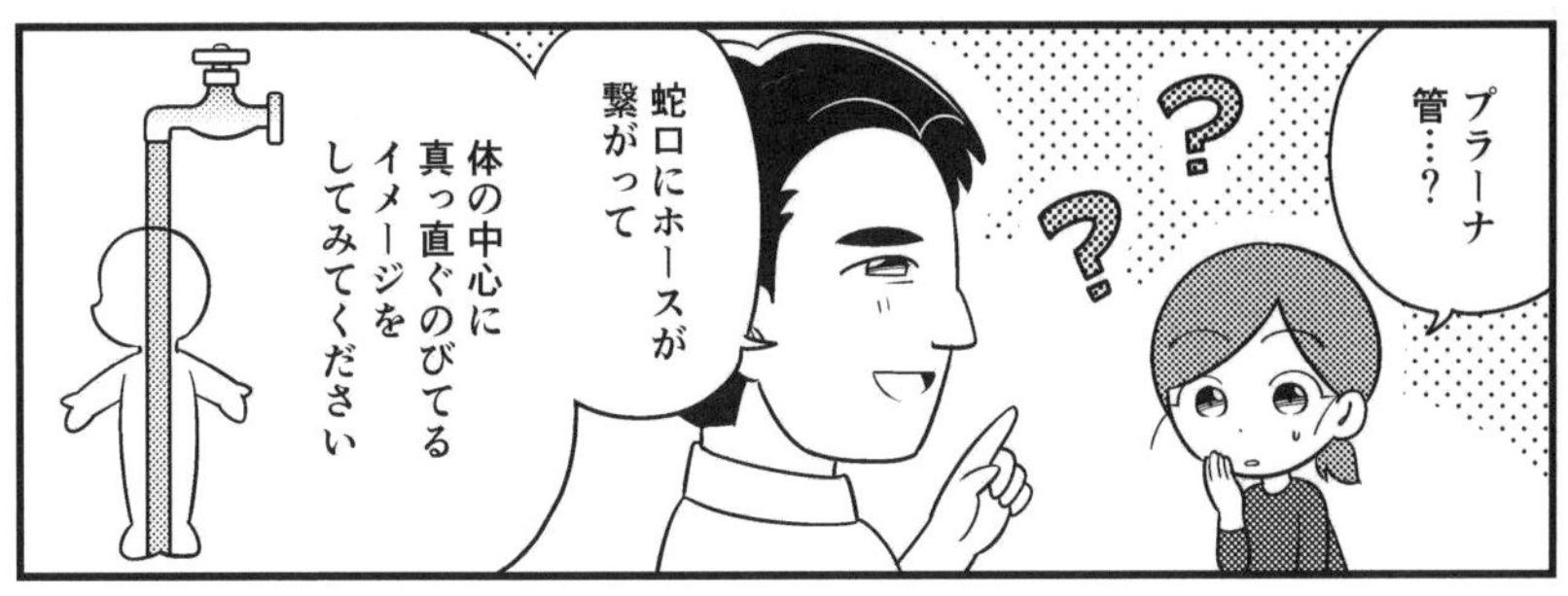
プラーナ管…?
蛇口にホースが繋がって
体の中心に真っ直ぐのびてるイメージをしてみてください

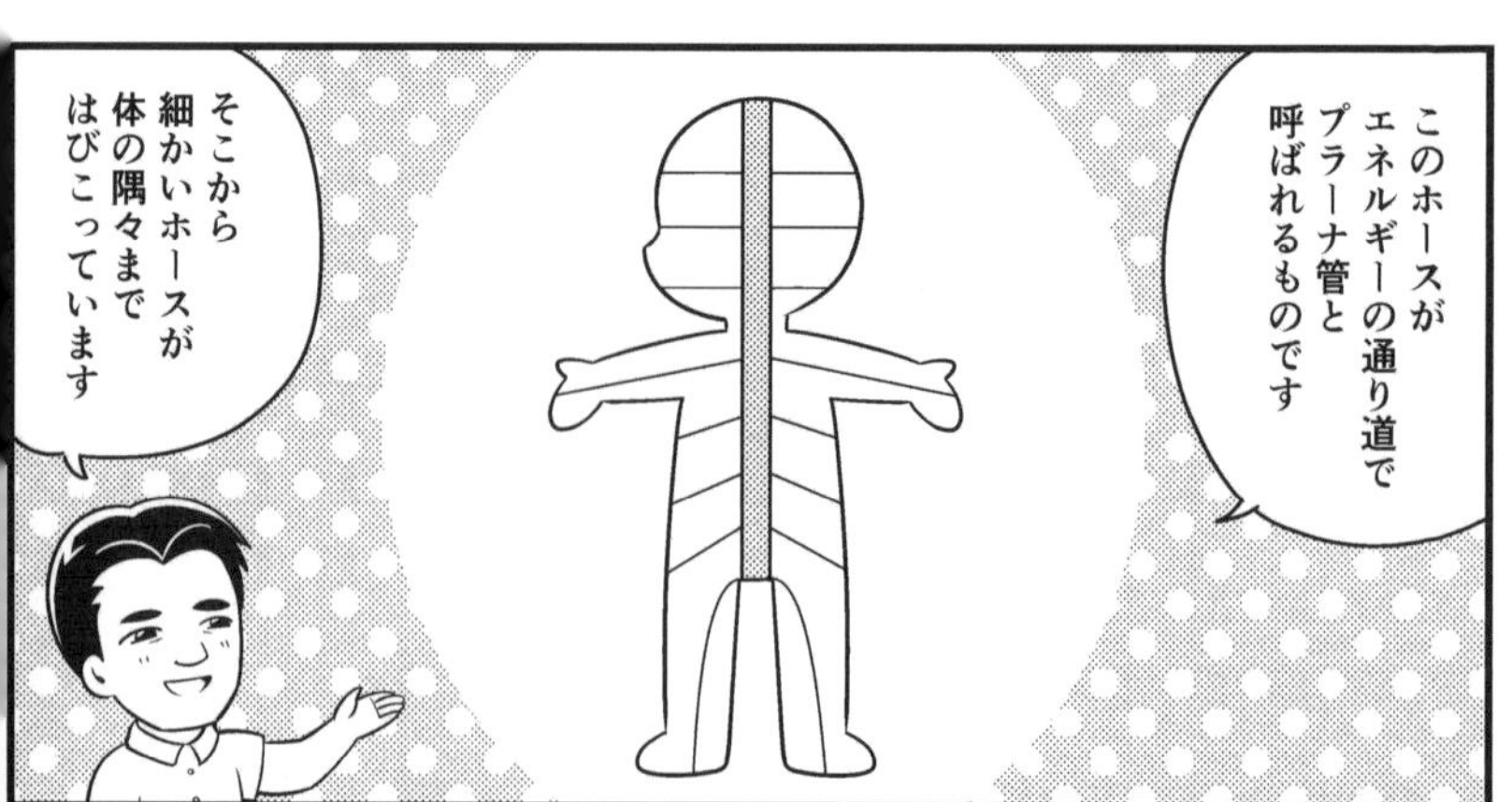
このホースがエネルギーの通り道でプラーナ管と呼ばれるものです
そこから細かいホースが体の隅々まではびこっています

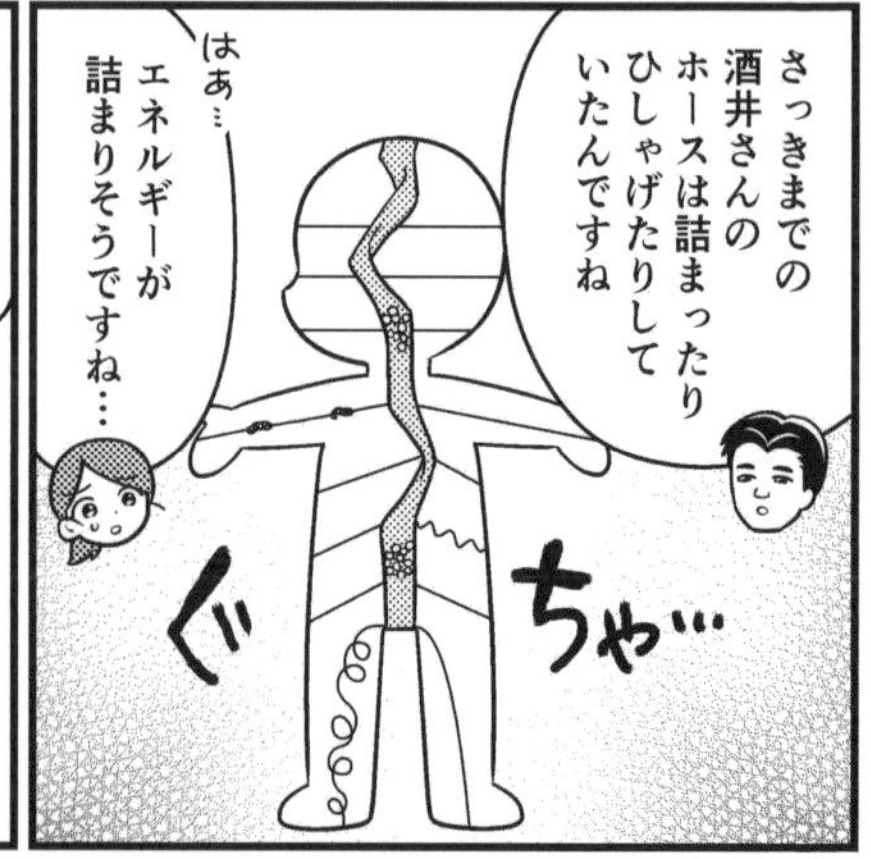
さっきまでの酒井さんのホースは詰まったりひしゃげたりしていたんですね
はぁ…エネルギーが詰まりそうですね…
ぐちゃ

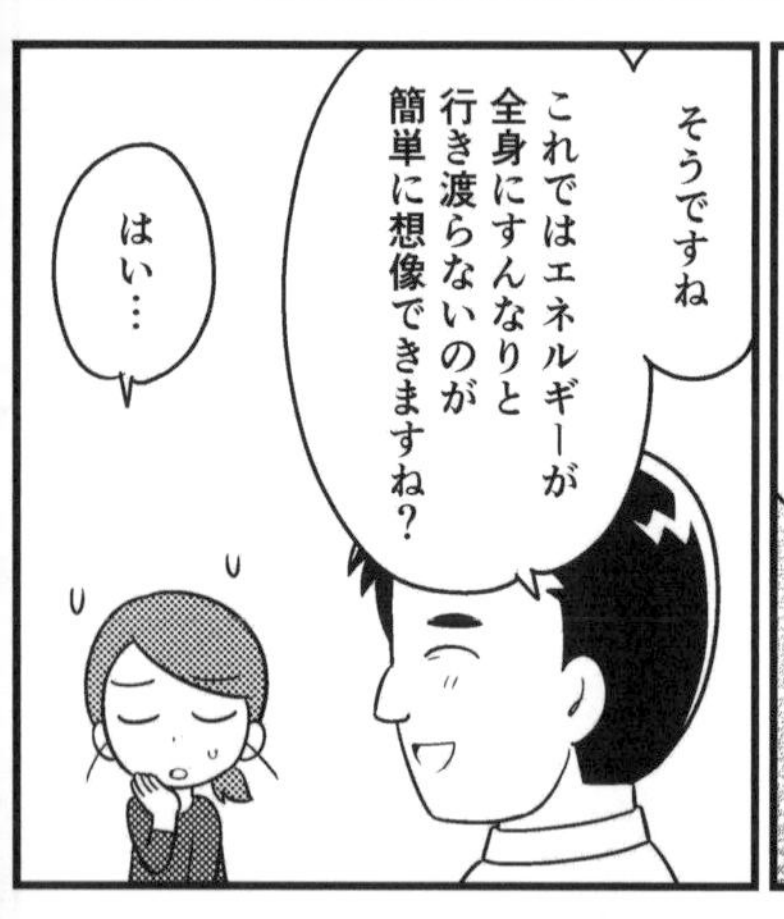
そうですね
これではエネルギーが全身にすんなりと行き渡らないのが簡単に想像できますね?
はい…

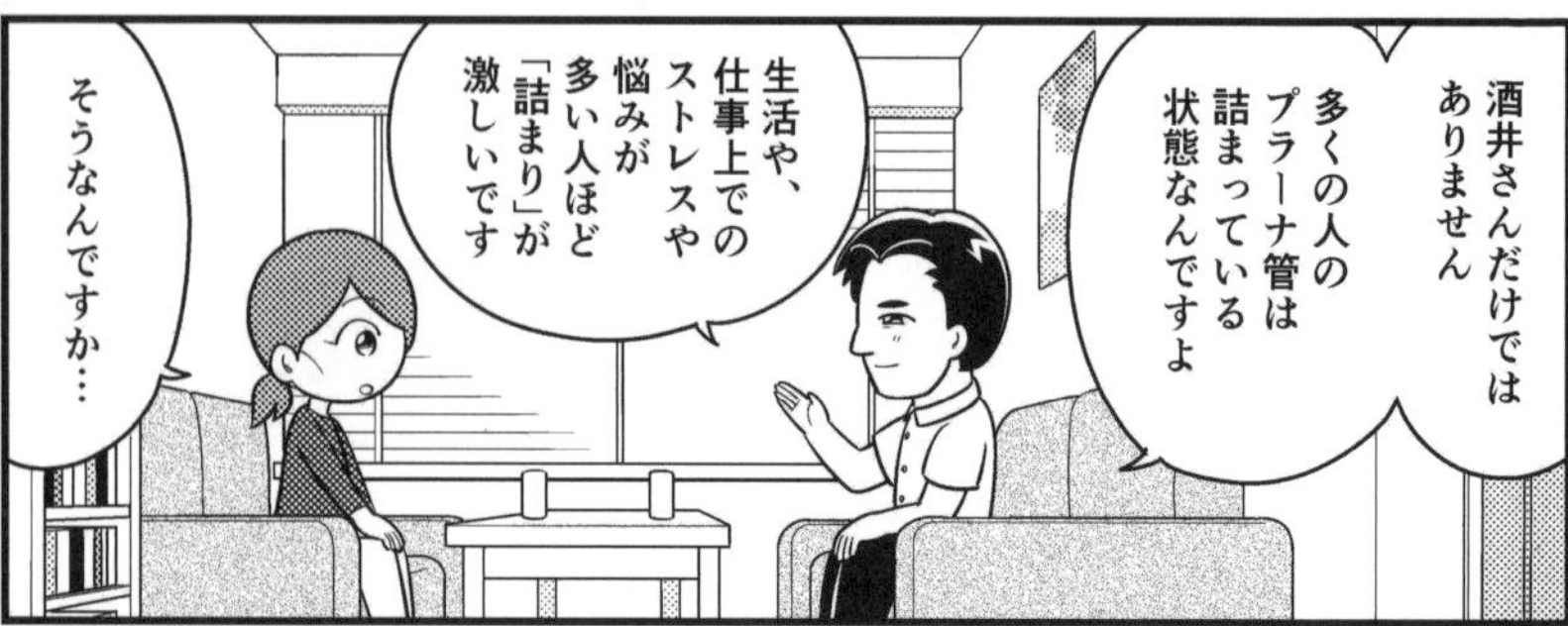
酒井さんだけではありません
多くの人のプラーナ管は詰まっている状態なんですよ
生活や、仕事上でのストレスや悩みが多い人ほど「詰まり」が激しいです
そうなんですか…

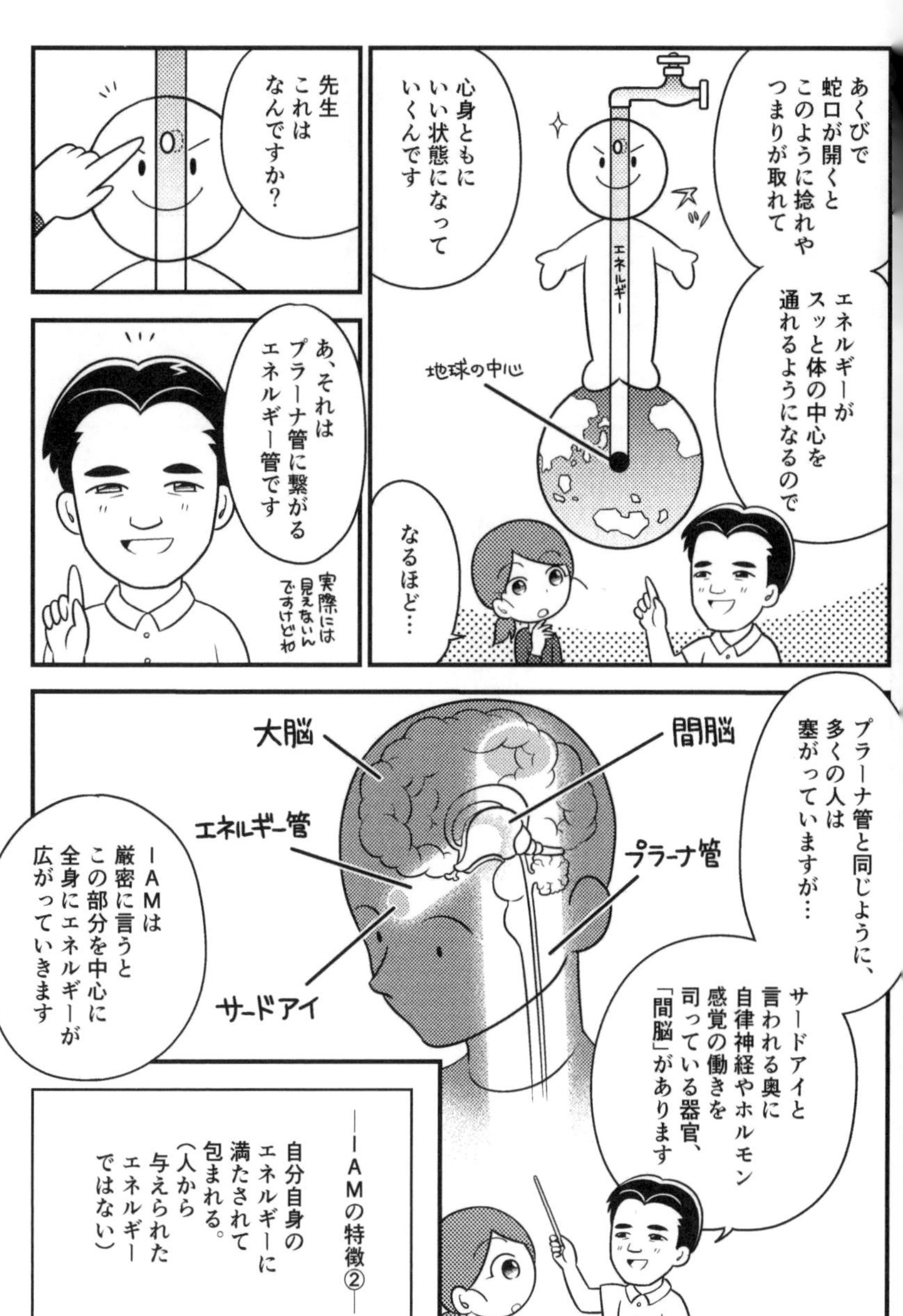
あくびで
蛇口が開くと
このように捻れや
つまりが取れて
エネルギー
エネルギーが
スッと体の中心を
通れるようになるので
地球の中心
心身ともに
いい状態になって
いくんです
なるほど…
先生
これは
なんですか?
あ、それは
プラーナ管に繋がる
エネルギー管です
実際には
見えないん
ですけどね
プラーナ管と同じように、
多くの人は
塞がっていますが…
間脳
大脳
エネルギー管
プラーナ管
サードアイ
サードアイと
言われる奥に
自律神経やホルモン
感覚の働きを
司っている器官、
「間脳」があります
IAMは
厳密に言うと
この部分を中心に
全身にエネルギーが
広がっていきます
―IAMの特徴②―
自分自身の
エネルギーに
満たされて
包まれる。
(人から
与えられた
エネルギー
ではない)

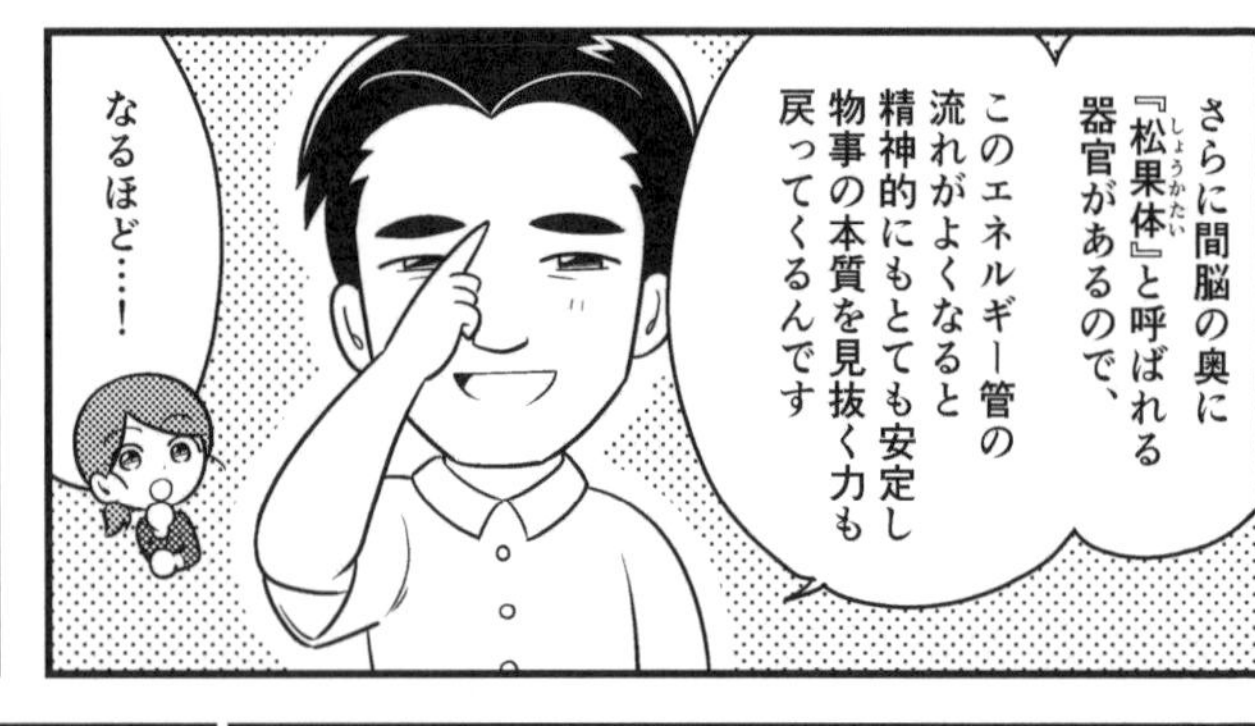
さらに間脳の奥に
『松果体』と呼ばれる
器官があるので、
このエネルギー管の
流れがよくなると
精神的にもとても安定し
物事の本質を見抜く力も
戻ってくるんです
なるほど…！

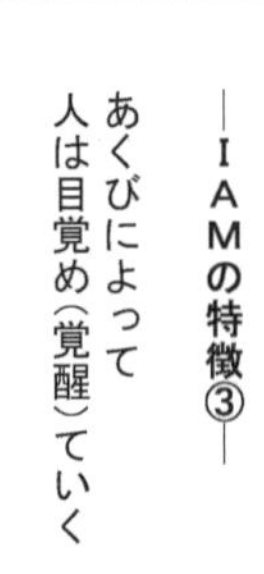
—ＩＡＭの特徴③—
あくびによって
人は目覚め（覚醒）ていく

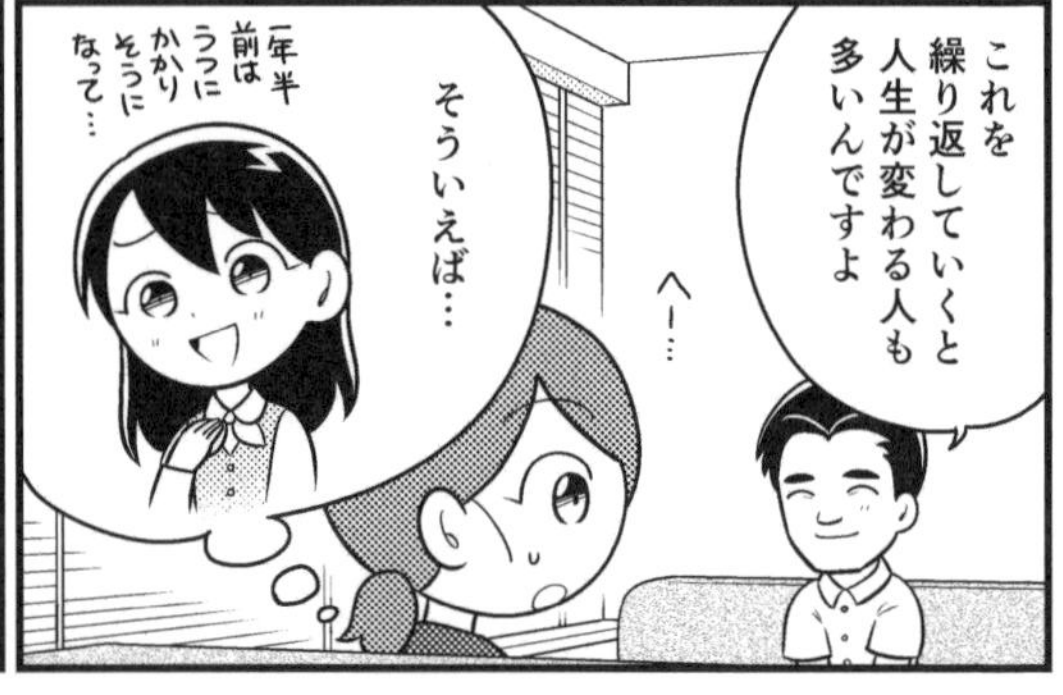
これを
繰り返していくと
人生が変わる人も
多いんですよ
へー…
そういえば…
一年半
前は
うつに
かかり
そうに
なって…

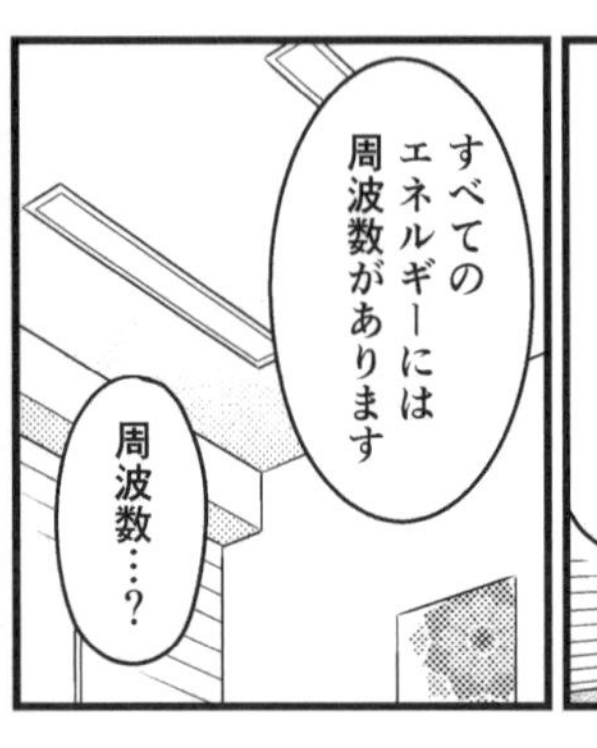
すべての
エネルギーには
周波数があります
周波数…？

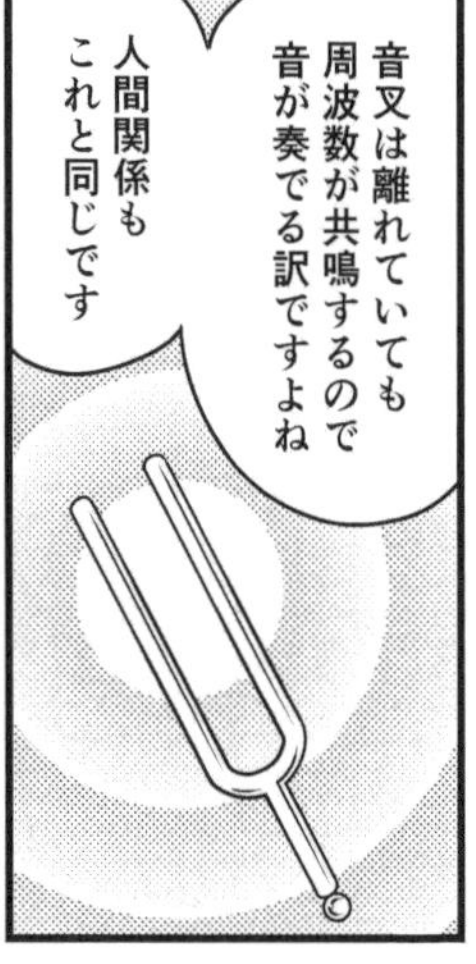
音叉は離れていても
周波数が共鳴するので
音が奏でる訳ですよね
人間関係も
これと同じです

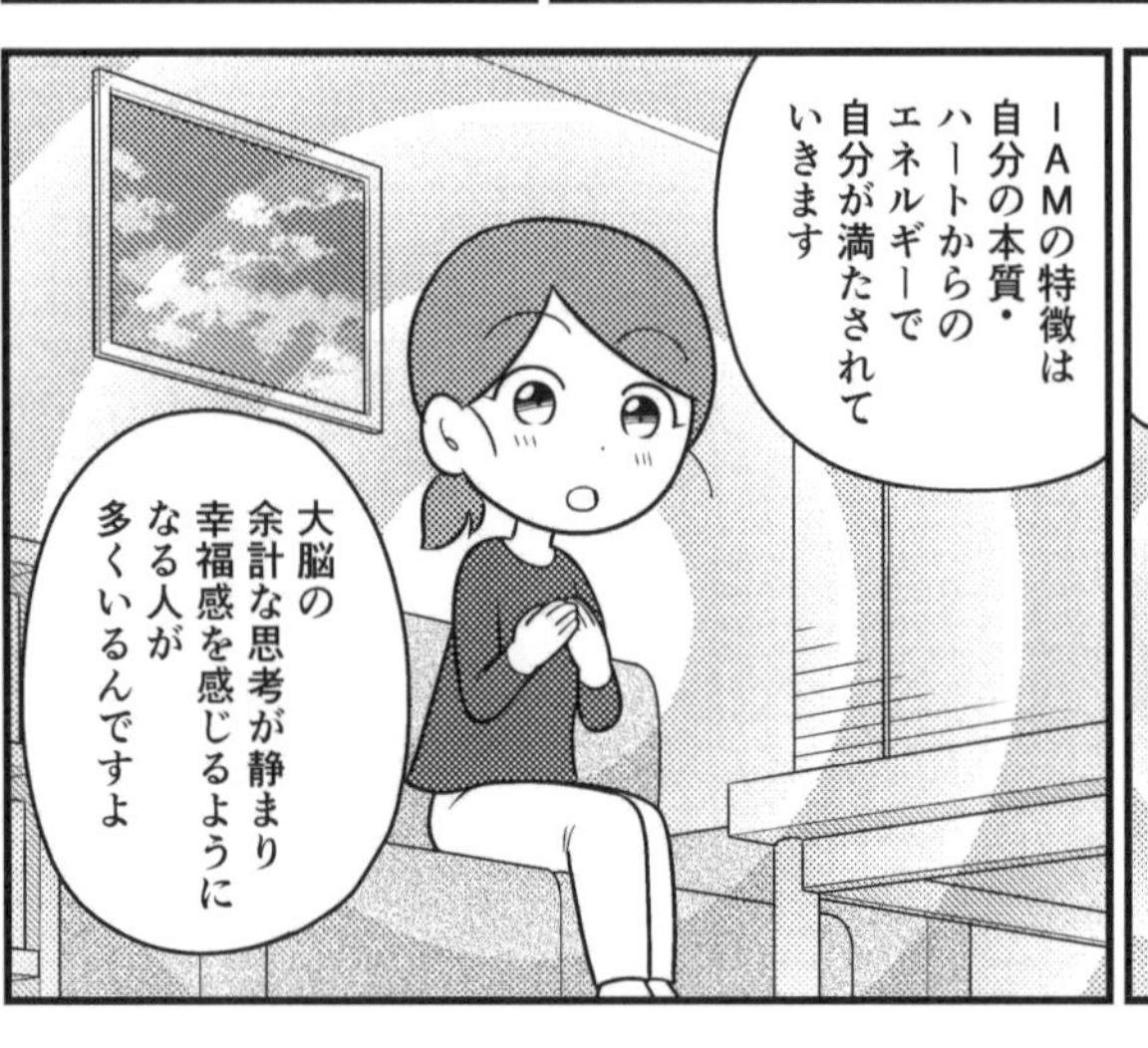
ＩＡＭの特徴は
自分の本質・
ハートからの
エネルギーで
自分が満たされて
いきます
大脳の
余計な思考が静まり
幸福感を感じるように
なる人が
多くいるんですよ

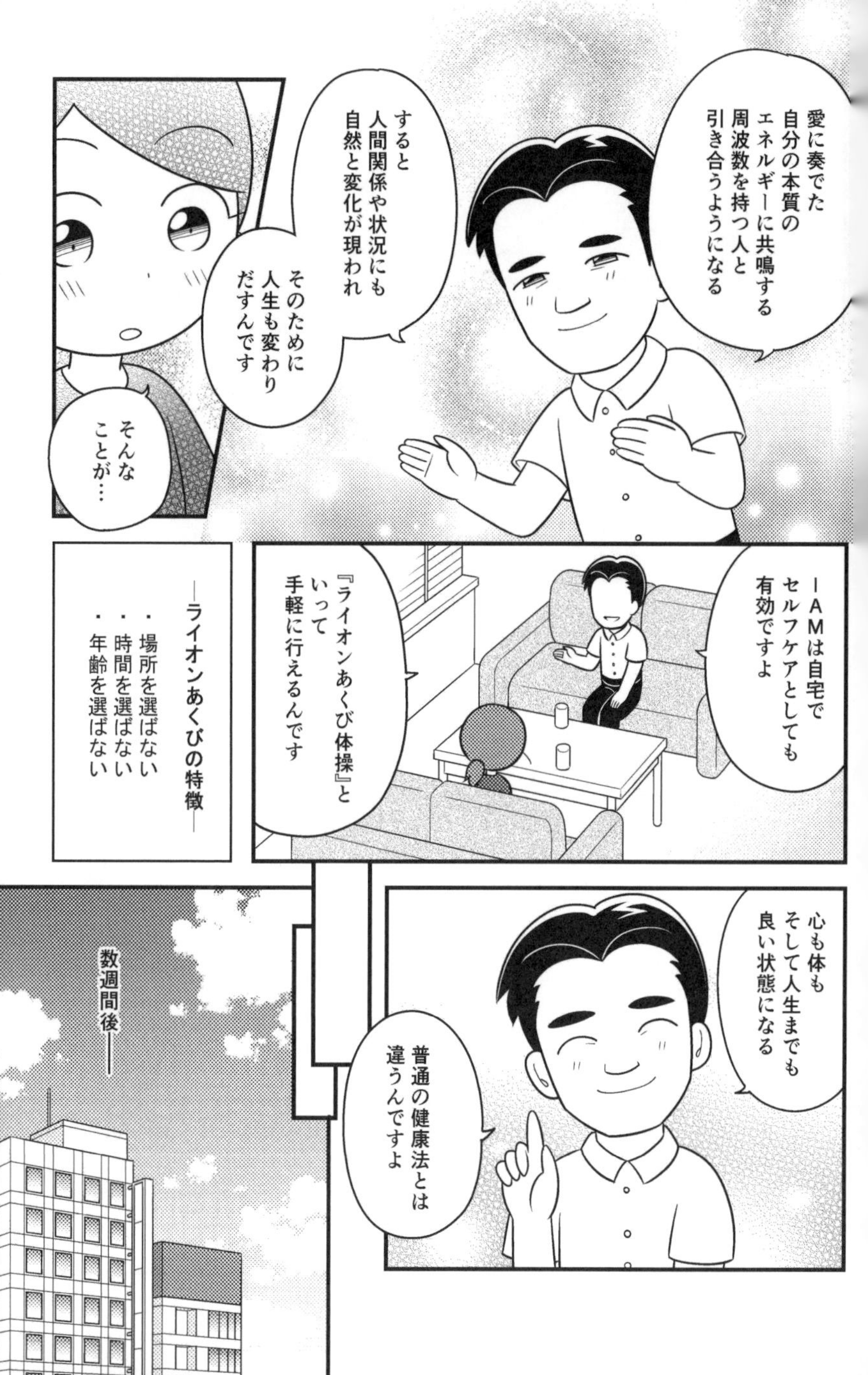

愛に奏でた
自分の本質の
エネルギーに共鳴する
周波数を持つ人と
引き合うようになる
すると
人間関係や状況にも
自然と変化が現われ
そのために
人生も変わり
だすんです
そんな
ことが…
IAMは自宅で
セルフケアとしても
有効ですよ
『ライオンあくび体操』と
いって
手軽に行えるんです
―ライオンあくびの特徴―
・場所を選ばない
・時間を選ばない
・年齢を選ばない
心も体も
そして人生までも
良い状態になる
普通の健康法とは
違うんですよ
数週間後――

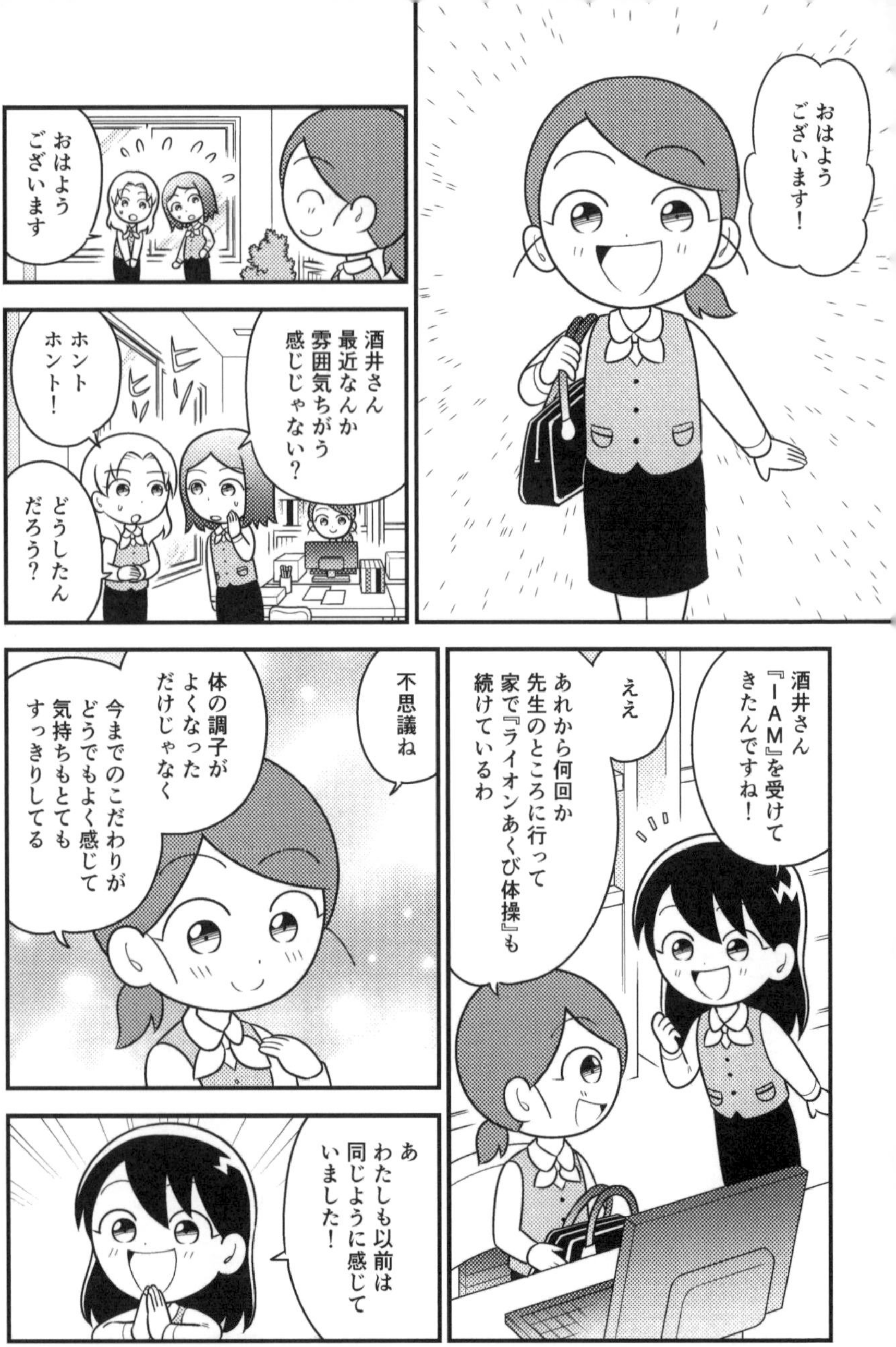

おはようございます！

おはようございます

酒井さん最近なんか雰囲気ちがう感じじゃない？

ホントホント！

どうしたんだろう？

酒井さん『IAM』を受けてきたんですね！
ええ
あれから何回か先生のところに行って家で『ライオンあくび体操』も続けているわ

不思議ね
体の調子がよくなっただけじゃなく今までのこだわりがどうでもよく感じて気持ちもとてもすっきりしてる

あ わたしも以前は同じように感じていました！

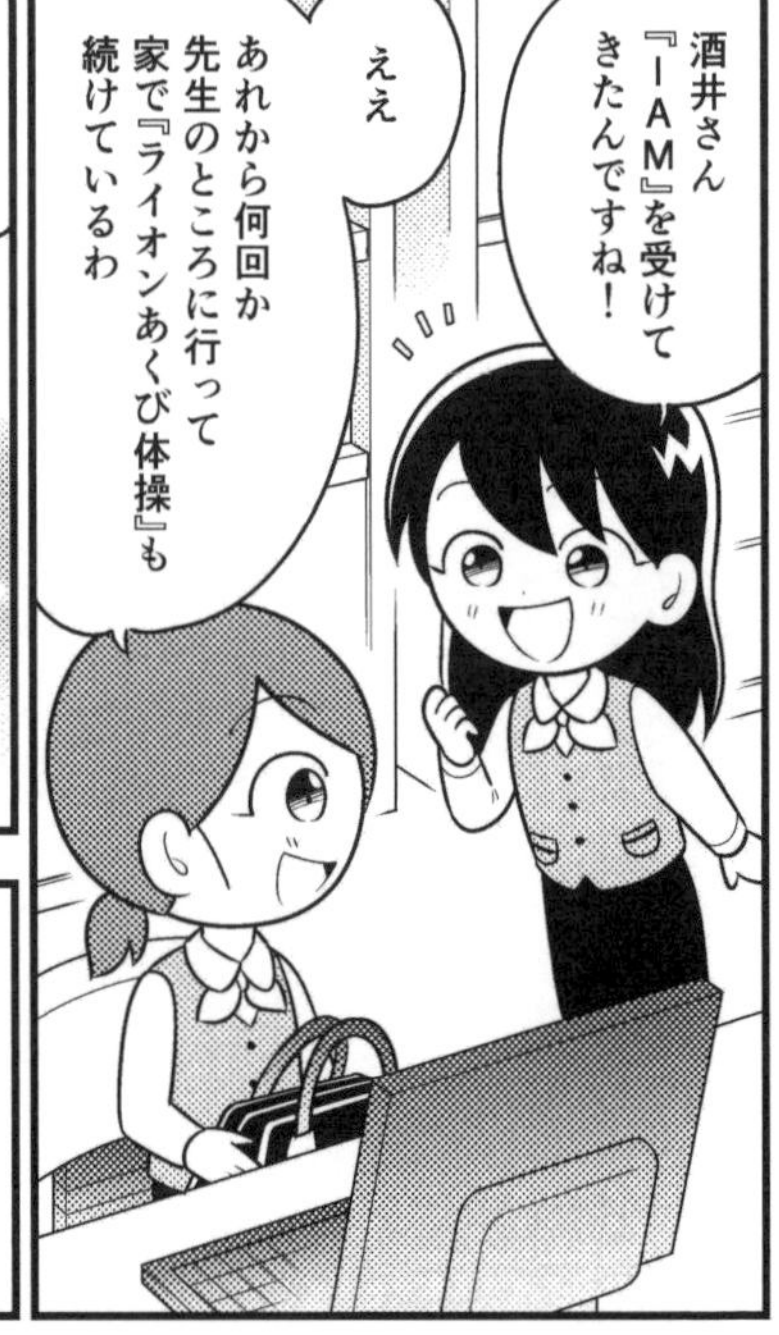

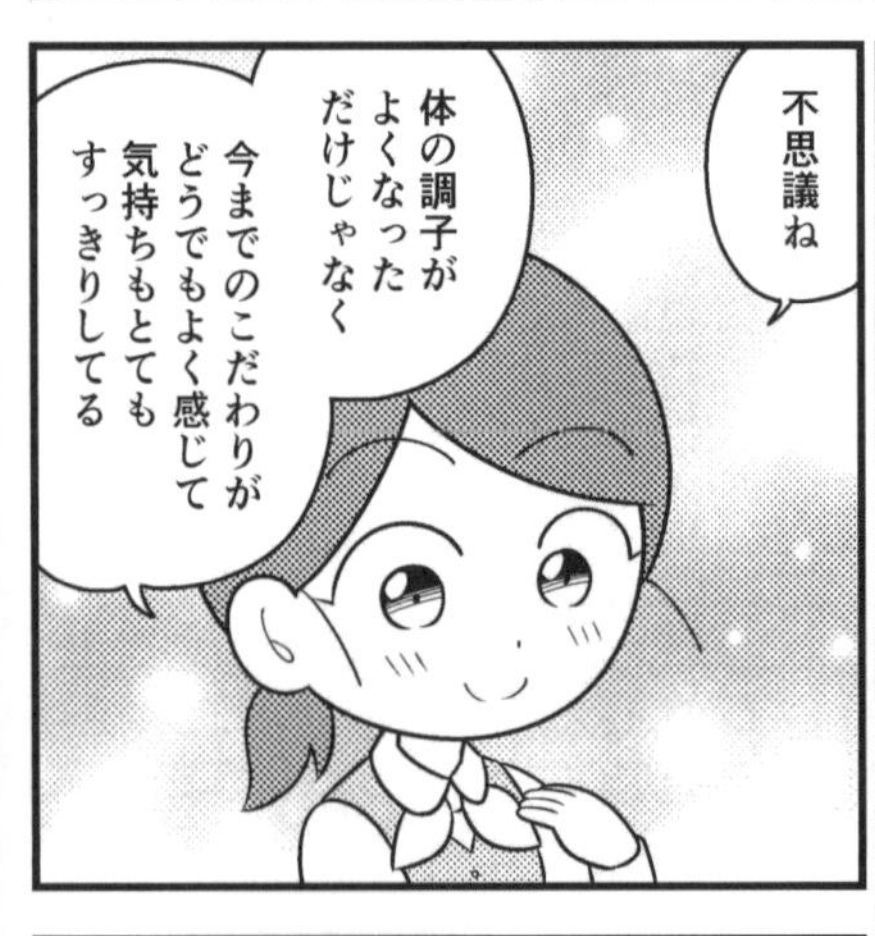

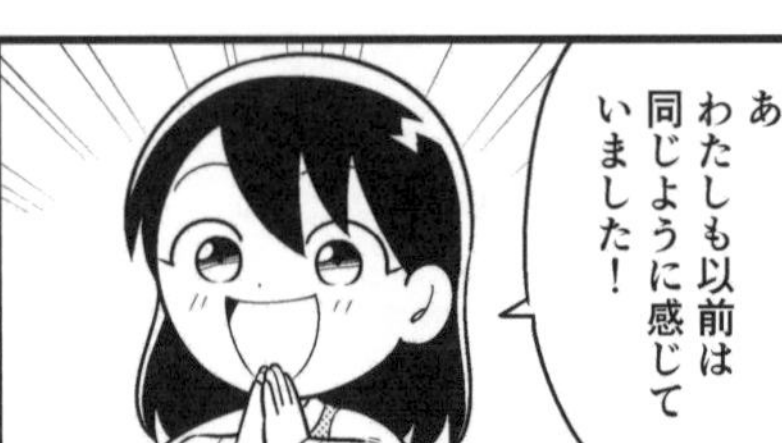

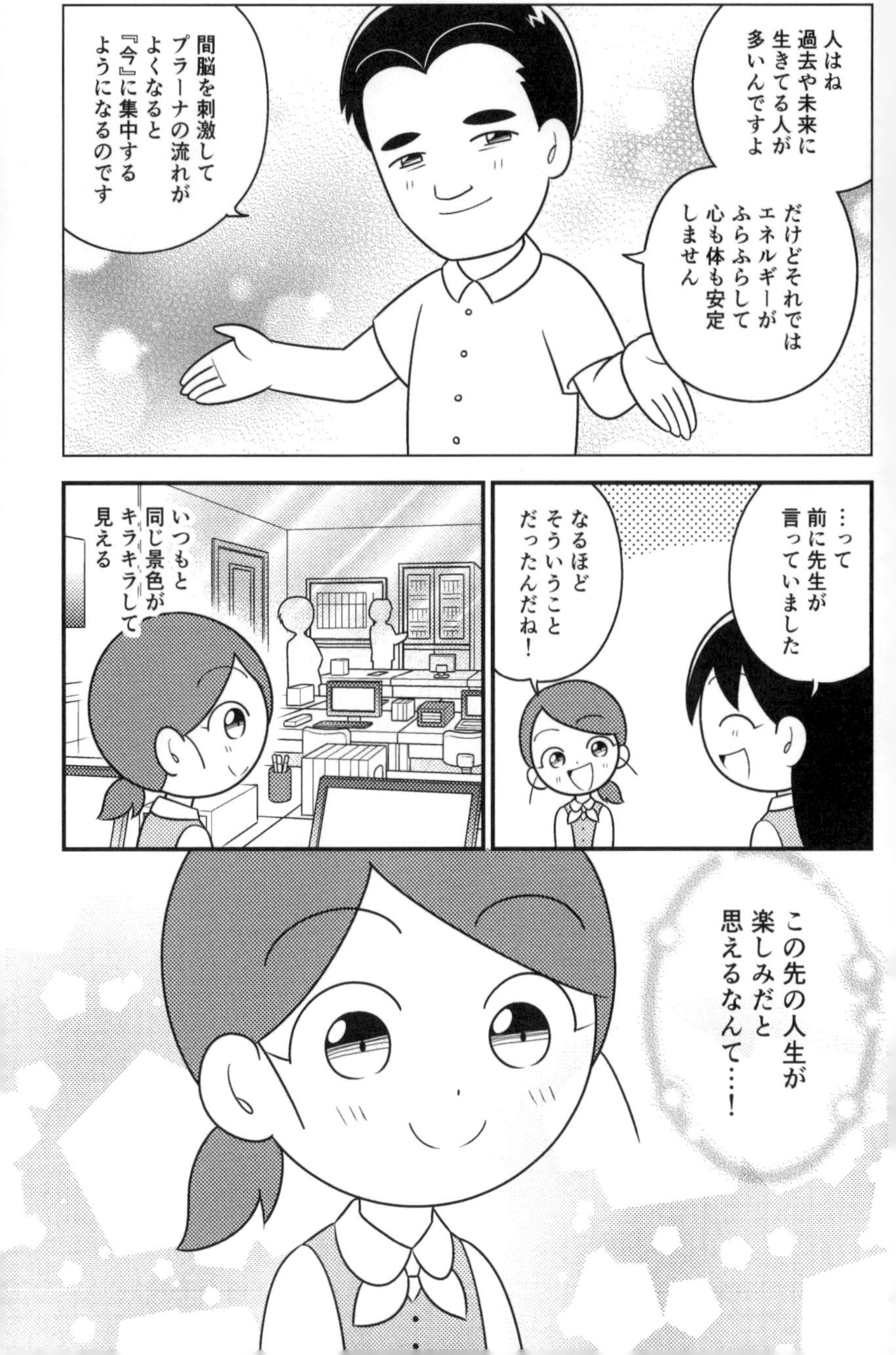

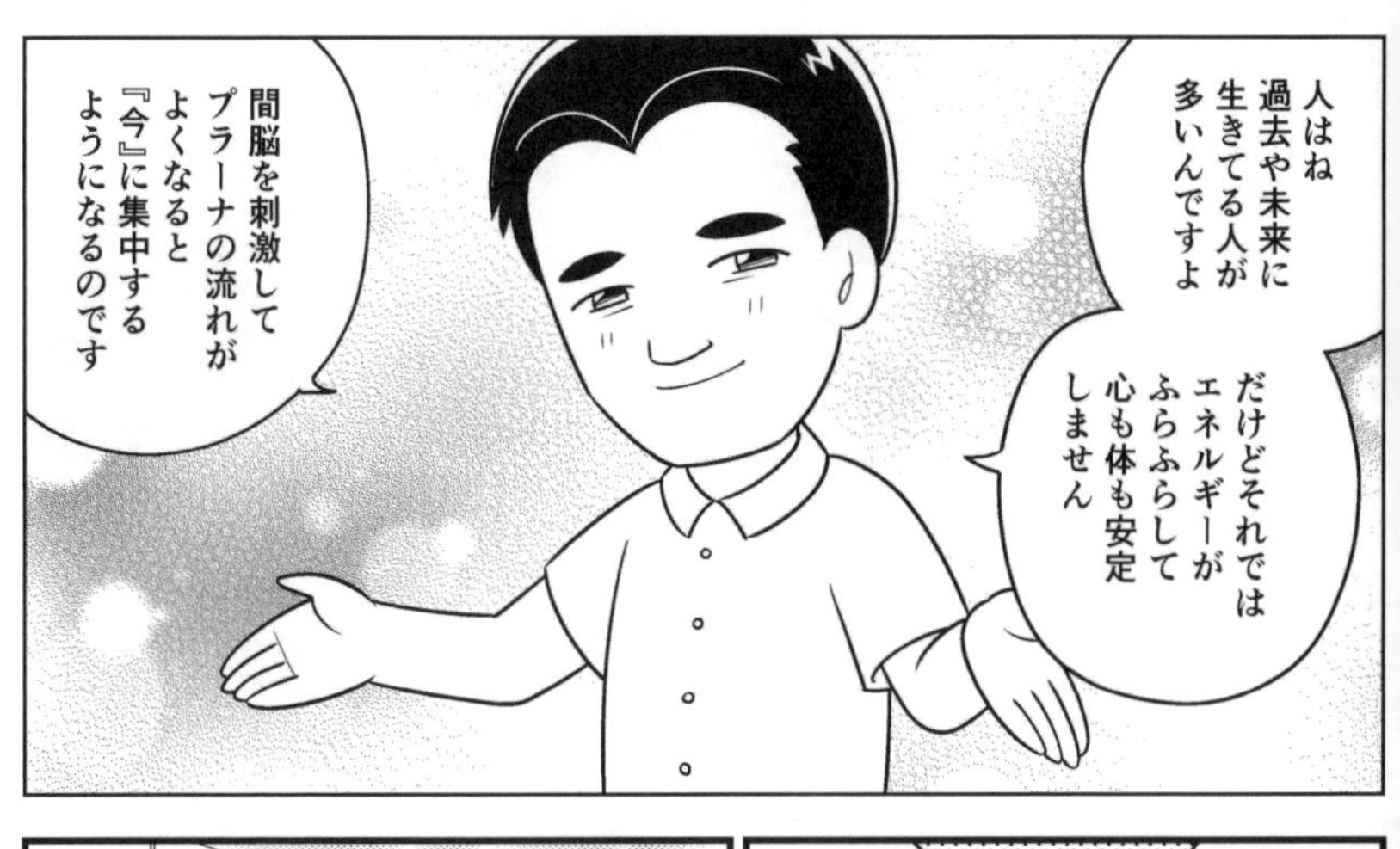

…って
前に先生が
言っていました

なるほど
そういうこと
だったんだね！

いつもと
同じ景色が
キラキラして
見える

この先の人生が
楽しみだと
思えるなんて…！

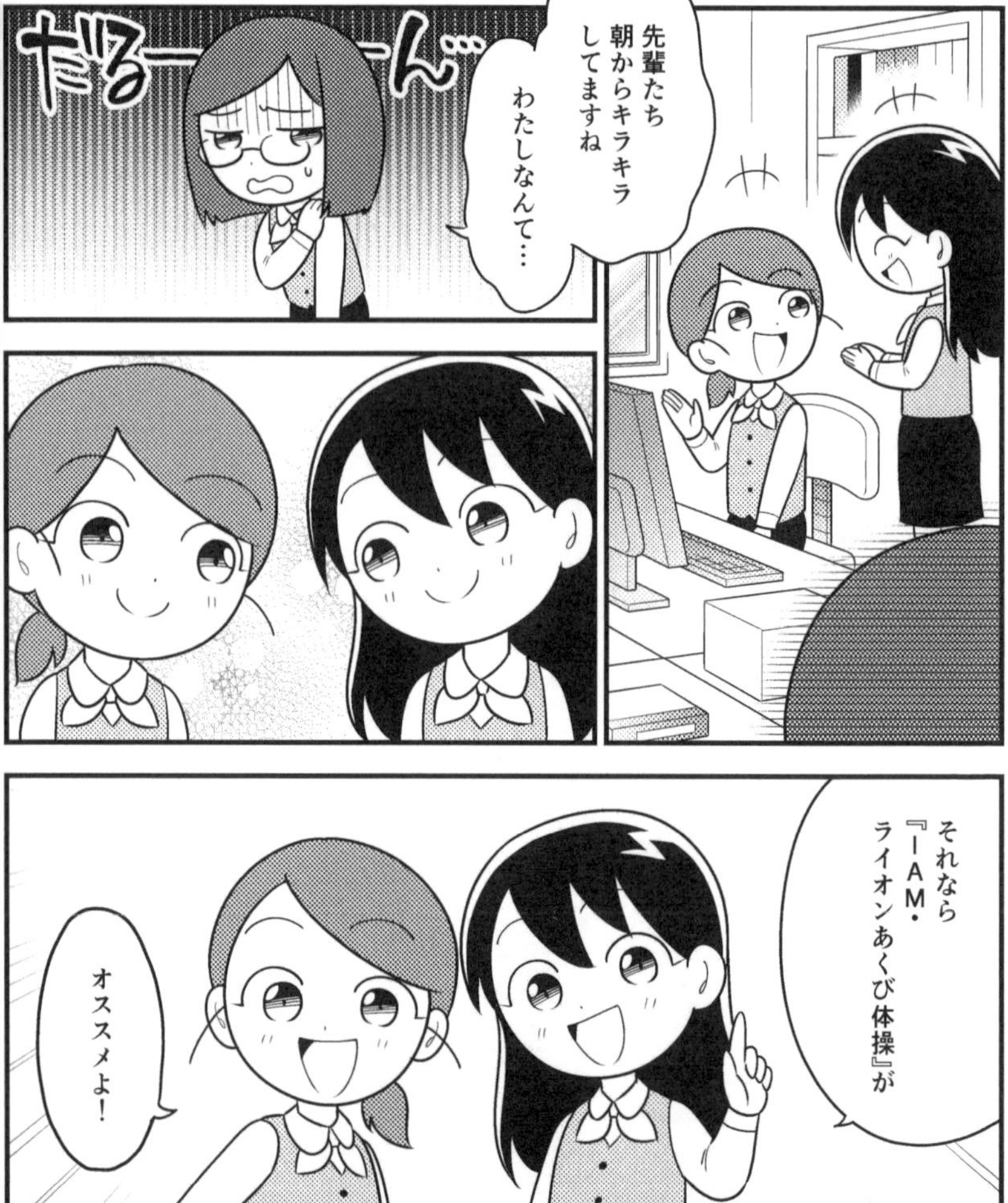

先輩たち
朝からキラキラ
してますね
わたしなんて…

それなら
『IAM・
ライオンあくび体操』が

オススメよ！

2章

誰でも簡単に安心してできる ライオンあくび体操

ライオンあくび体操は時間や場所を選ばない

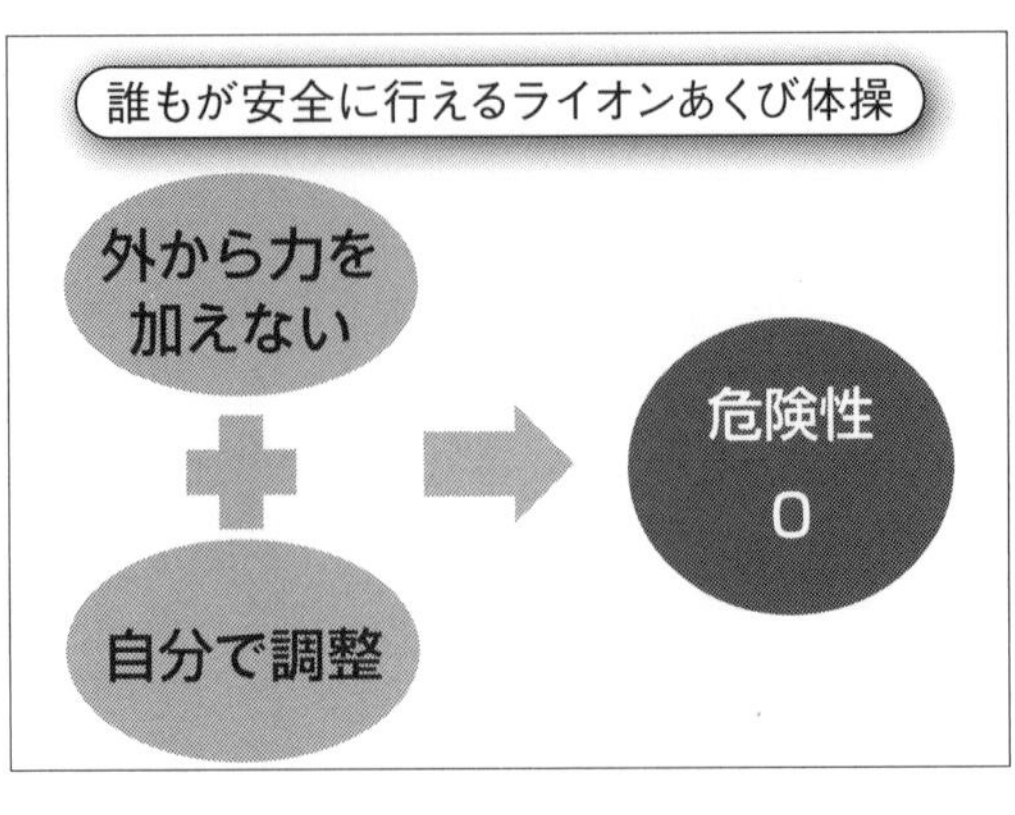

それでは、ライオンあくび体操の実践方法を紹介します。

ライオンあくび体操は私が構築したＩＡＭ（Interbrain Activation Method）という施術を基盤にして、誰でも安心して自分で間脳を活性化できるようにした体操です。道具や器具の必要がなくセルフケアとして行なうことができます。座っていても立っていても寝ていてもできますから、時間や場所を気にせずにいつでも行なえ、加減を自分で調整できるため、とても安全な健康法です。やり過ぎなどによる後遺症の心配もありません。気軽にトライしてください。

頭が軽くなったり、首や肩の周囲の筋肉、背中や腰も含めた体全体の筋肉の緊張がなくなったりしたら、間脳が活性化した印です。では、さっそくやってみましょう。

1回3分のライオンあくび体操で自然治癒力が動きだす

この健康法では、口をあくびのときと同じくらいの大きさ(全開)に開くことを何度かくり返します。1回3分を目安にしてください。

名前のとおり、ライオンが大きなあくびをしている様子をイメージするといいと思います。感じとしては、力を抜いて口を全開にしてください。力んで開けると効果はなく、小さめの開き方(口の開きが7割とか8割)では効果が出にくいのです。

これから仰臥位で行なう方法と、座位または立位で行なう方法を紹介しますが、どちらもまず、はじめに以下の準備体操を行なってください。

奥歯を左右交互にタッタッタッと20~30回、軽くあたる程度に噛みます。このとき、ギュッと強く噛まないように注意しましょう。

（1）仰向けに寝て行なう方法（仰臥位）

〈第一ステップ〉

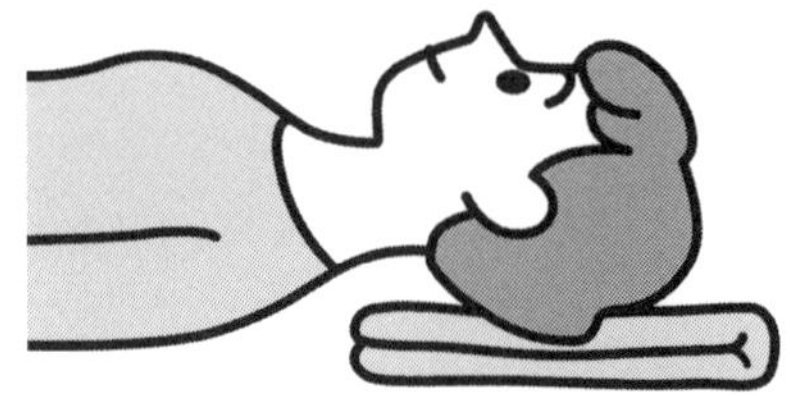

①仰向けに寝ます。このとき、顔が床と平行になるようにします。
バスタオルなどを頭の下に置くなどして、できるだけ平行な状態をつくります。

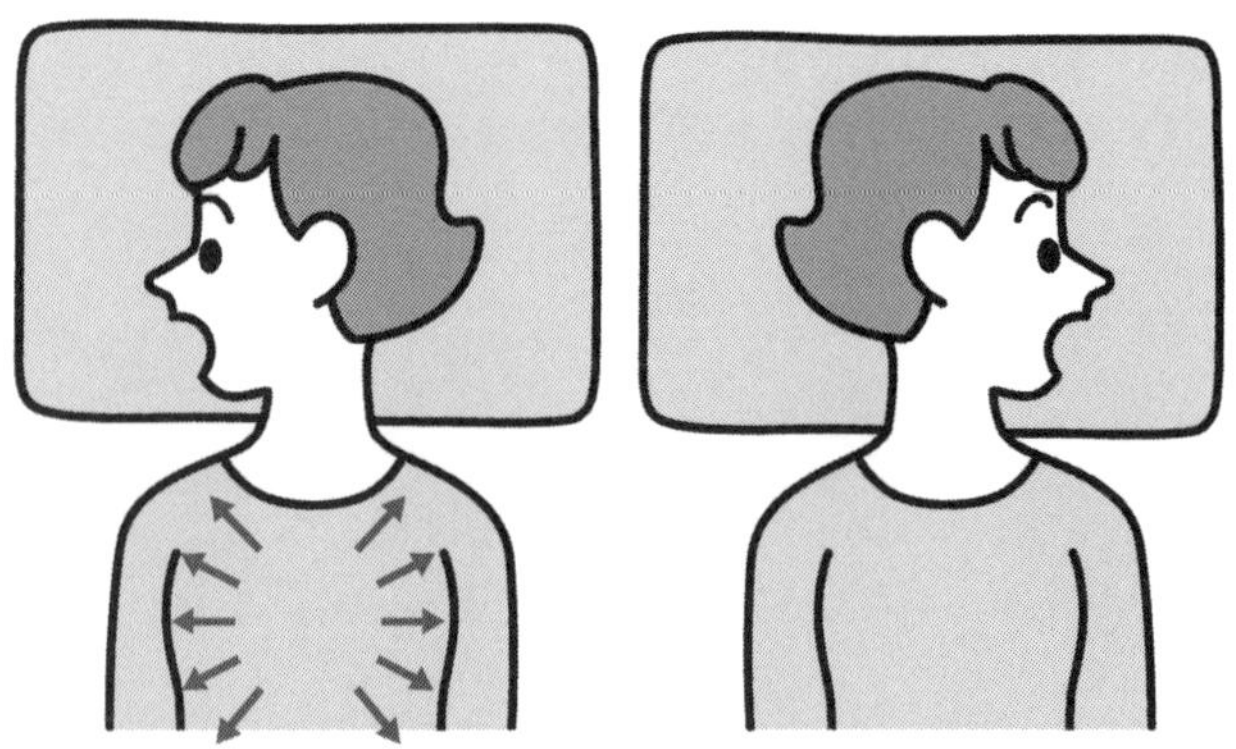

②上を向いた状態で口を半分以上開き、顔を左側と右側に回して、それぞれ呼吸をします。
このとき、どちら側が呼吸しやすかったかを確認します。

呼吸がしやすいというのは、深呼吸をして胸郭がより拡がり、より多くの空気が入りやすい状態です。

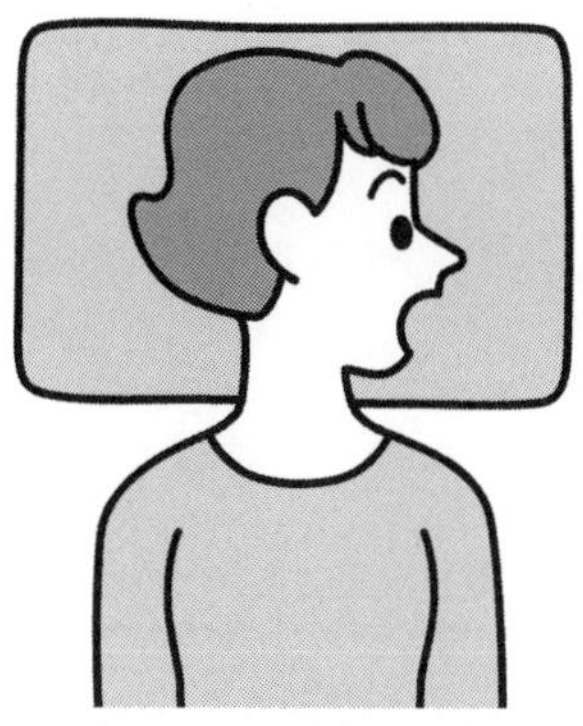

＊右利きの人は大半が左側になります

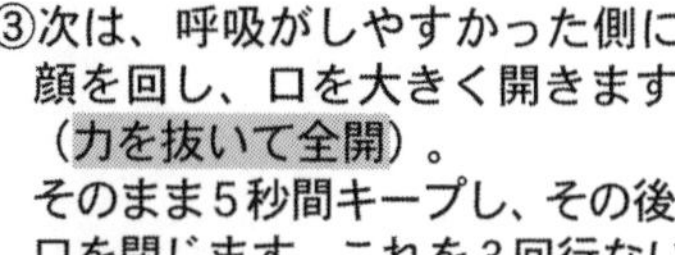

③次は、呼吸がしやすかった側に顔を回し、口を大きく開きます（力を抜いて全開）。
そのまま5秒間キープし、その後、口を閉じます。これを3回行ないます。

ただし3回目だけ、口を大きく開けたまま20秒キープします。

呼吸 は自然に任せましょう。

もし②で、顔を左側と右側に回しても呼吸のしやすさの差がわからない場合は、左右両側で同じことを行なってください。

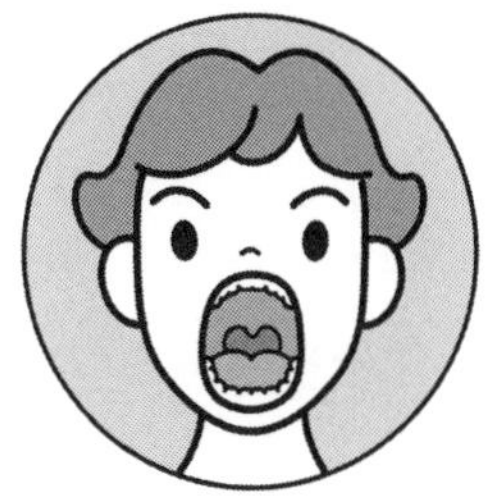

力を抜いて全開

④ここまでの動作が終わったら、口を開けたまま頭を正面に戻します。

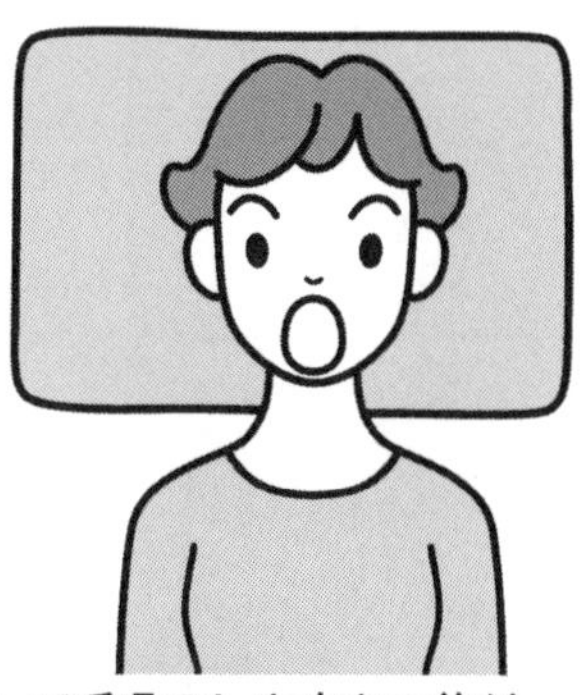

⑤ ②と同じにように顔を左右に回して呼吸のしやすさの差がなくなったかどうかを確認します。
まだ差を感じる場合は、①から⑤までをもう一度行ないます。

くり返して行なうのは5回くらいにして、次に進んでください。

（1）仰向けに寝て行なう方法（仰臥位）

〈第二ステップ〉

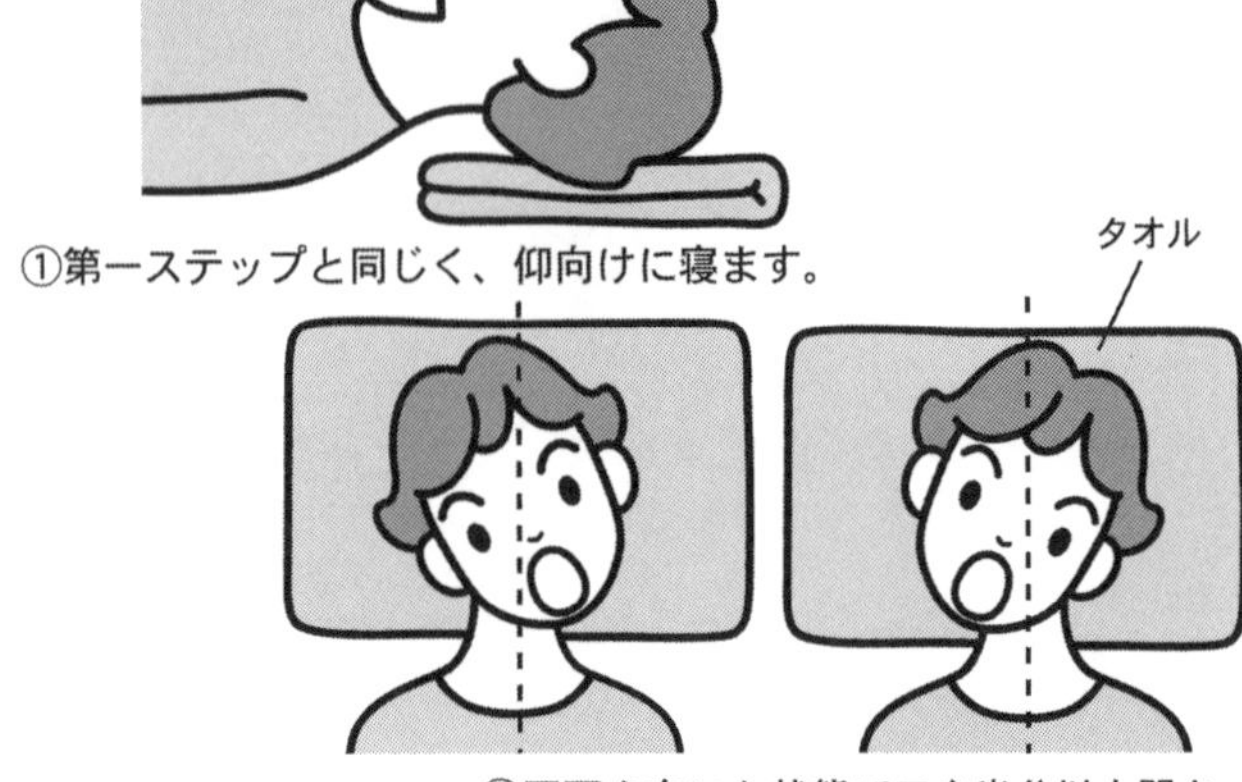

①第一ステップと同じく、仰向けに寝ます。

②正面を向いた状態で口を半分以上開き、今度は顔を左側と右側に傾けて、それぞれ呼吸をします。このとき、どちら側が呼吸しやすかったかを確認します。

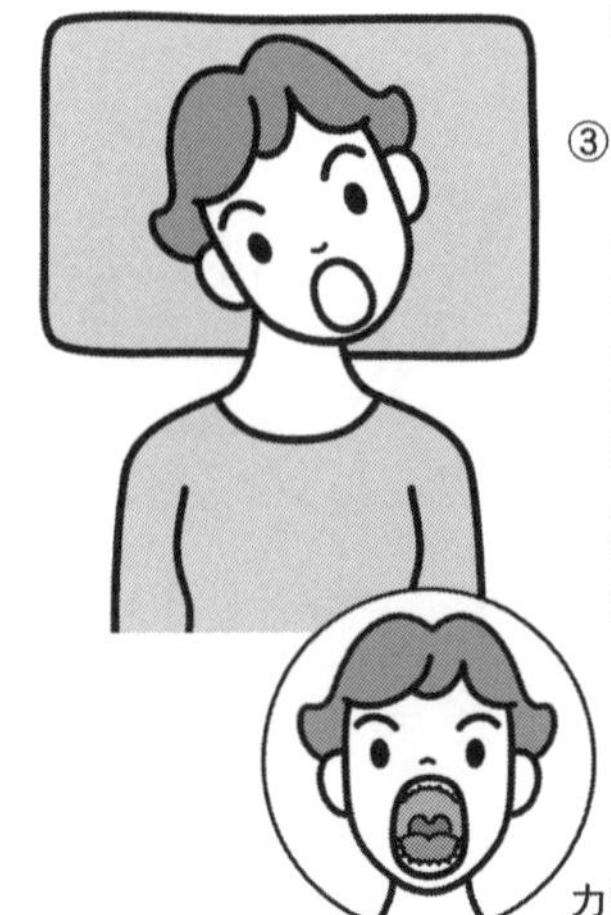

③次は、呼吸がしやすかった側に顔を傾け、口を大きく開きます（力を抜いて全開）。そのまま５秒間キープし、その後、口を閉じます。
これを３回行ないます。ただし３回目だけ、口を大きく開けたまま20秒キープします。呼吸は自然に任せましょう。

この場合も、顔を左側と右側に傾けても呼吸のしやすさの差がわからない場合は、左右両側で同じことを行なってください。

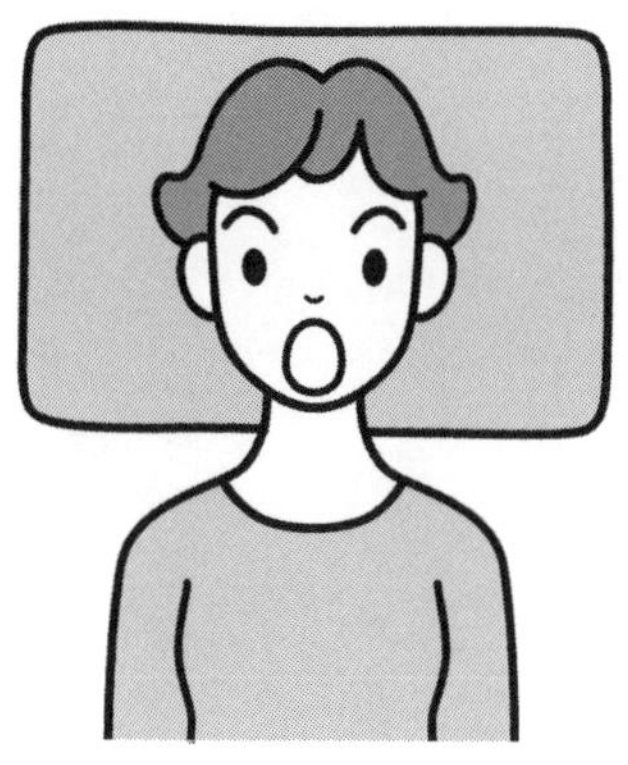

④ここまでの動作が終わったら、口を開けたまま頭を正面に戻します。

⑤ ②と同じにように顔を左側と右側に傾けて呼吸のしやすさの差がなくなったかどうかを確認します。まだ差を感じる場合は、1から4までをもう一度行ないます。
くり返して行なうのは５回くらいまでにします。

〈第三ステップ〉

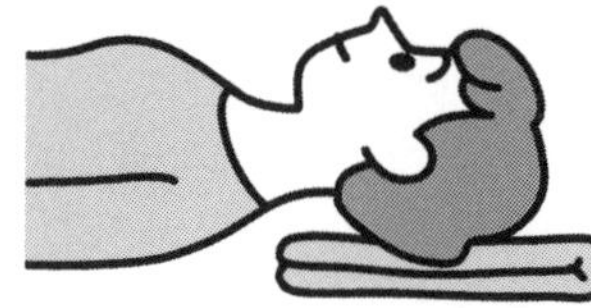

①第一ステップと同じく、仰向けに寝ます。

②正面で口を軽く開き、頭を床から水平に１センチほど持ち上げ、３～５秒そのままの姿勢をキープします。
その後、静かに頭を降ろします。

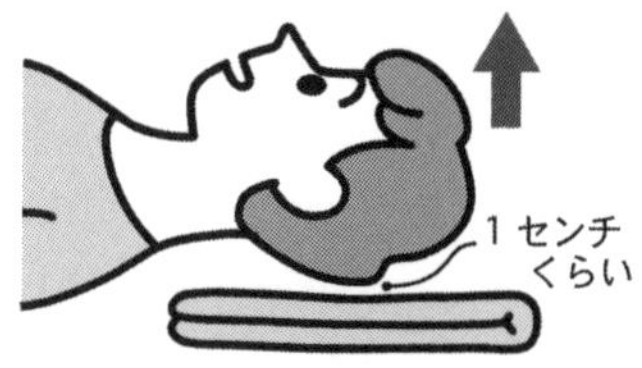

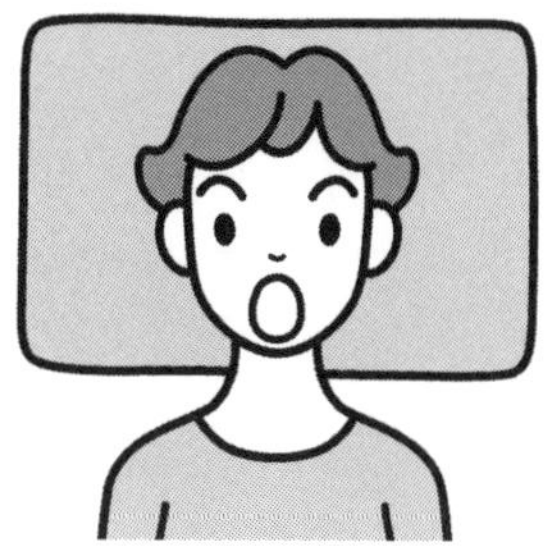

③頭を床につけた後、口をゆっくり大きく開け（力を抜いて全開）、そのまま５秒間キープしてから口を閉じます。
これを３回くり返します。
３回目のみ、口を大きく開けたまま20秒キープします。

この3つのステップをワンセットで行なうのが基本形です。とても簡単ですから、誰でも安心して行なうことができます。要領がわかれば、①から⑦までの工程が3分でできるようになるでしょう。寝る直前や朝起きた直後に実践してみてください。

仰向けに寝て行なうときの流れは以上ですが、注意していただきたいことがいくつかあります。

・首を床から1センチほど持ち上げる際、痛みを感じたり、首が持ち上げられなかったりする場合は決して無理をしないようにしてください。

とくに間脳の働きが弱っているときは、頭を長く持ち上げられません。そんなときは、持ち上げようとするだけでかまいません。それを続けていくうちに、徐々に持ち上げられるようになっていきます。焦る必要はありません。

・すべての行程を行なう時間がないときは、傾き、回転、正面のなかで、その場でできるものを部分的に行なうだけでもかまいません。

・行なっている最中に眠くなることがあります。そのときは眠気に逆らわず、そのまま眠ってしまって大丈夫です。

（２）座位または立位で行なう方法

〈第一ステップ〉

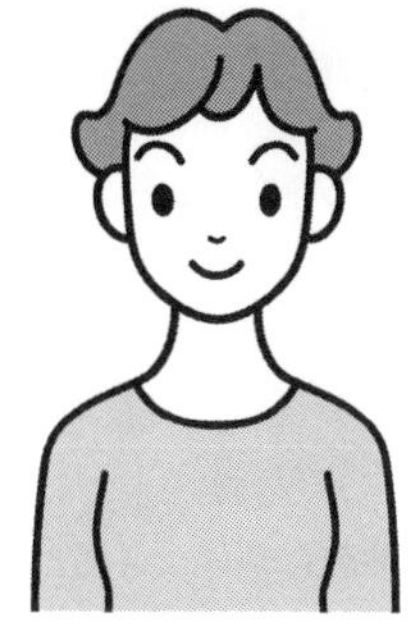

①座位の場合は、背筋を伸ばして椅子に座ります。
立位の場合は、姿勢を正してまっすぐ前を向きます。

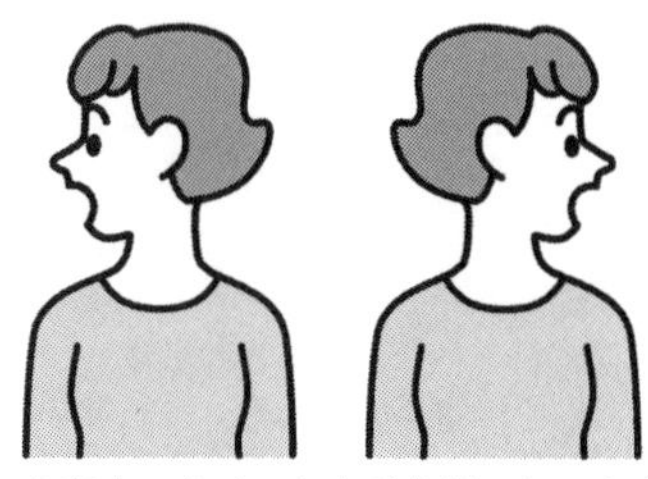

②前を向いたままで口を開き、顔を左側と右側に回し、呼吸がしやすい方向を確認します。

（＊右利きの人は、大半が左側になります）

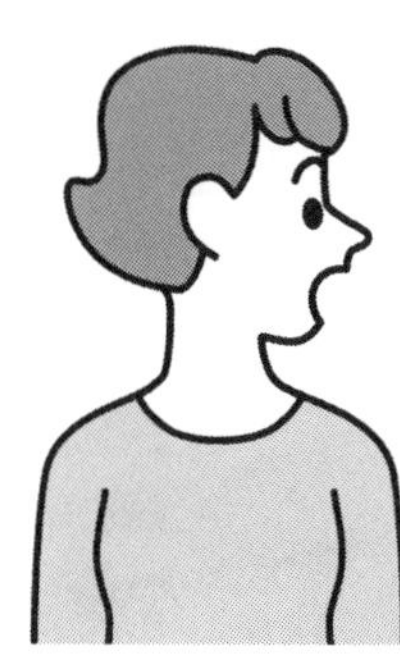

③呼吸がしやすい方向に顔を回し、口をゆっくり大きく開きます（力を抜いて全開）。そのまま５秒間キープし、その後、口を閉じます。
これを３回行ないますが、３回目だけは口を大きく開けたまま20秒キープします。
もし、左右で呼吸のしやすさの差がわからない場合は両方行ないます。

④ここまでの動作が終わったら、口を開けたまま顔を正面に戻します。

⑤ ②と同じにように顔を左側と右側に回して呼吸のしやすさの差がなくなったかどうかを確認します。まだ差を感じる場合は、①から⑤までをもう一度行ないます。
くり返すのは５回くらいが目安です。

〈第二ステップ〉

①第一ステップと同じ姿勢で前を向きます。

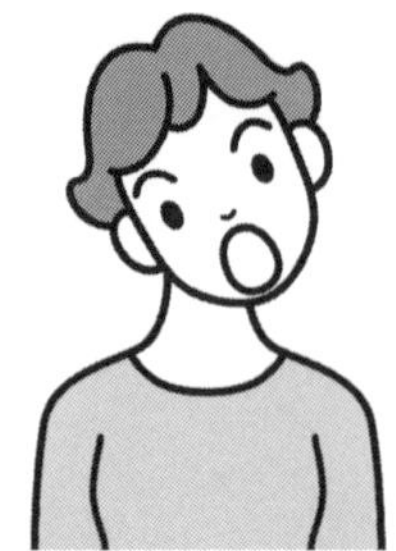
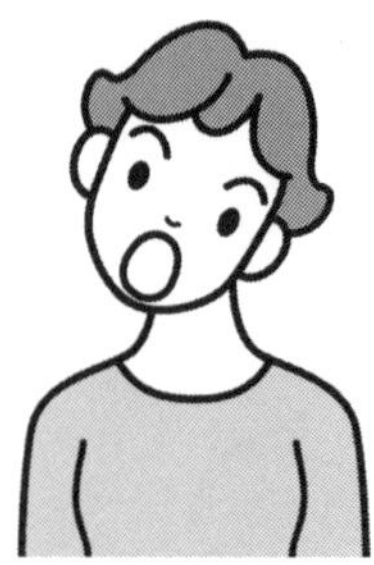

②前を向いたままで口を開き、顔を左側と右側に傾け、呼吸がしやすい方向を確認します。

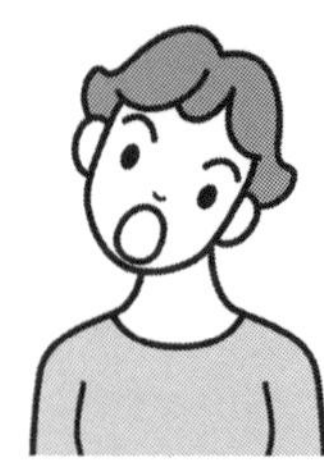

③呼吸がしやすい方向に顔を傾け、口をゆっくり大きく開きます（力を抜いて全開）。そのまま３秒間キープし、その後、口を閉じます。これを３回行ないます。
３回目のみ、口を大きく開けたまま20秒キープします。もし、左右で呼吸のしやすさの差がわからない場合は両方行ないます。

④ここまでの動作が終わったら、口を開けたまま顔を正面に戻します。

⑤ ②と同じにように顔を左側と右側に傾けて呼吸のしやすさの差がなくなったかどうかを確認します。まだ差を感じる場合は、①から⑤までをもう一度行ないます。くり返して行なうのは5回くらいまでにします。

〈第三ステップ〉

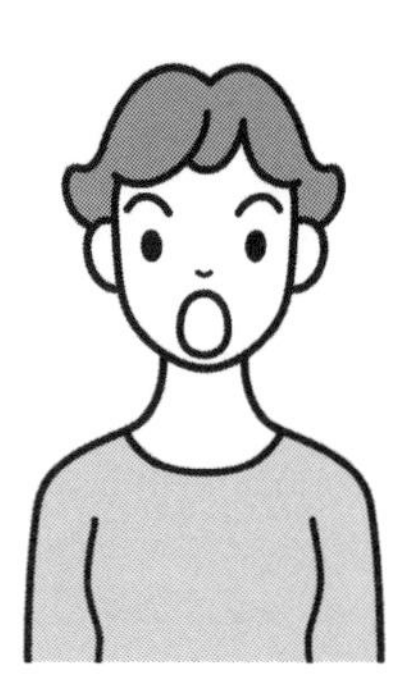

①第一ステップと同じ姿勢で前を向きます。

②口を大きく開けます（力を抜いて全開）。そのまま５秒間キープし、その後、口を閉じます。これを３回くり返します。３回目は、口を大きく開けたまま20秒キープします。
ここまでの３つのステップをワンセットで行ないます。

ここまでの3つのステップをワンセットで行ないます。

焦らずに続ければ間脳の活性化率が上がっていきます。その目安としては、
・仰臥位の際、持ち上げる頭が急に軽くなる
・首が軽く回るようになる
・全身の筋肉が柔らかくなる
といったことがあげられます。

直接、私やライオンあくび認定インストラクターが指導をした場合の間脳の活性化率は100％ですが、読者の皆さんが本書を参考にご自分で行なう場合は、少し活性化率は下がるかもしれません。それでもくり返していれば、必ず活性化率は上がっていきます。焦らず続けてみてください。

ひと通り行なう時間も、慣れてくると3分くらいですむでしょう。

もし、ライオンあくび体操が上手くできているかどうかを確認したい場合は、ライオンあくび認定インストラクターの指導を受けることをおすすめします（「ライオンあくびＩＡＭ」で検索し、ＨＰの「認定者を探す」から確認できます）。

実施時に心がけるポイント

ライオンあくび体操を行なうときに心がけていただきたいポイントをまとめておきます。参考にしてください。

・頭を回す、傾けるといった動きをするとき、その動作をしやすいかどうかの目安は、行なっていて、気持ちよく感じるかどうかです。それでもわかりにくいときは、両方行なうといいでしょう。

・口を開けたときに「カリッ」「カクッ」というクリック音がする方がいます。これは顎の関節がずれている証拠です。こういった顎関節症などで口を開けると痛みを感じる方は、口の開きやすい方向で、無理のない範囲で行なってください。痛みのない場合は行なっていくうちに症状が改善されていきますが、痛みのある場合は無理せず、中止してください。

・力一杯大きく口を開けると、効果は期待できません。しかも顎を外してしまう危険性もありますので、力まず力を抜いて全開してください。あくまで無理を感じない範囲で行なうようにしましょう。

・一つひとつの動作を丁寧に行ないましょう。急いで行なっても効果はありません。

・1日何回行なっても大丈夫です。間脳が活性化した後は、ただの開閉運動になります。

Q&Aコーナー　よくある質問にお答えします

Q　首の後ろに痛みがあります。ライオンあくび体操を行なって大丈夫ですか?

A　ライオンあくび体操はあくびの動作がメインになりますので、安全に行なうことができます。

この方のような場合は、痛みのない動きの範囲内で15分から20分くらい時間をかけて丁寧にやってみましょう。

続けていくうちに、体内エネルギーの通りがよくなってくると痛みは軽減してきます。

Q　あまり左右の差が感じられません。どうしたらいいでしょうか?

A　通常は必ず左右の差は発生しています。注意深く観察してもわからない場合は、両方行なってください。または、仰向けになって首を持ち上げる体操だけ行なってみてください（仰臥位の第三ステップ）。

Q　いつもは左側に向きやすかったのに、今回は右側に向きやすいというときもあります。そんなときはどうしたらいいですか?

A　そのときの感覚に従ってください。寝相が悪かったとか、何か特定の作業をしたあとは、いつもとは違う方向に向きやすいこともあります。行なっている途中でも、「さっきはこちらの方が向きやすかったのに、今度は反対側が向きやすい」ということも起こります。もし、わからなくなったときは左右両方で行なってください。

Q　間脳を早く活性化させたいです。1日2時間など長時間行なったら早く効果が出ますか?

A　回数を増やしたり、長時間行なったりしてもあまり意味はありません。一度、間脳が活性化すると、後はただの口の開閉運動になります。副作用はないので、行ないすぎて困ることもありませんが、間脳が活性化したサインとして「頭が軽くなった」と感じたら、それで十分効果が出ています。

Q　ライオンあくび体操をすると本当のあくびがよく出ますが、なぜですか？

A　間脳が活性化しはじめた証拠です。本物のあくびに勝るものはありませんので、途中で止めずに優先して続けてください。

ライオンあくび体操を続けると、体全体に生命エネルギーが流れはじめ、体のバランスが整います。感覚に敏感な方は、非常に眠くなったり、背骨や骨盤など体が勝手に動いたりする感覚があることもあります。それは体の中に生命エネルギーが充満した証拠です。眠くなったときは静かに休んでください。

3章

ライオンあくび体操に出会って こんなに変わった!

驚きと喜びに包まれた実践者

この章では、ライオンあくび体操を実践された方たちから寄せられた報告の一部を紹介します。

アトピーと闘った地獄の日々から生還（40代男性）

息子は、生まれたときからアトピー性皮膚炎の症状がありました。皮膚科、内科、心療内科だけでなく、さまざまな自然療法も試みましたが、一進一退の繰り返しでした。このままではダメだと思い、小学3年生で脱ステロイドに踏み切りました。その後、代替医療のホメオパシーを試みましたが、その好転反応は想像を絶するほどでした。傷にまみれながらも何とか人並みの生活が送れるようになったのは小学5年生になったころです。

ある日、息子が白目をむいて天を仰ぐ仕草をくり返しているので、何をしているのか尋ねたところ、「首のところが気持ち悪いから」と言います。

じつは彼の首のまわりには、いつも掻き傷、裂傷、かさぶた、半乾きの体液がびっしりとついていました。それを少しでも刺激しないようにと首をすぼめた姿勢で過ごしていました。横断歩道を渡るときも、首を動かさず、いちいち体ごと旋回させて左右の確認を行なうほどでした。アトピーの状態を考えたら、それも仕方のないことだと思いました。

そういう状況のなかでライオンあくび体操と出会い、まず私自身がセミナーを受講して、息子にアドバイスすることになりました。そこで学んだ技術で、私が自ら息子に施術する日々がはじまりました。

最初は息子も不安がっていました。しかし、すぐに「気持ちがいいからやってほしい」とせがむようになりました。数日後、まったく皮膚が見えなかった首の一部に皮膚が見えるようになりました。このときは飛びあがるほど嬉しかったです。

希望をもった息子は、それからは暇さえあれば自発的にライオンあくび体操をするようになりました。その様子からは、「自分の病気は自分で治す」という意志のようなものを感じました。

次第に性格が明るくなり、積極性が増したのも嬉しい驚きでした。急に「僕の人生は僕が決める」などと語りだして、周囲の目を丸くさせたこともあります。歩くことさえままならない時期もあったのに、身体能力も高くなって、気づいたら100回連続して縄跳びができるようになっていたのです。

ライオンあくび体操をはじめて3カ月が過ぎますが、状態は信じられないほど改善しています。

10年以上掻きむしり続けた首まわりは、乾燥してやや粉っぽくなっていたり、色素沈着も少し残ったりしていますが、傷などのたぐいは一切なくなりました。何よりも家族の口から「アトピー」という言葉が出なくなったことに幸せを感じています。

ライオンあくび体操は、ただ間脳を活性化させて、人間が本来持つ治癒力を高めることを目的としています。私自身は、今後も、ライオンあくび体操のアドバイザーとして、少しでも多くの方のお役に立てればと願っています。

40年も続いた原因不明の不快な症状が3回で改善（60代女性）

産後の肥立ちが悪く、気が狂うほどの苦しみの後、一時的に両耳が聞こえなくなるといった症状までありました。その後もずっと頭の中に石が詰まった感じがあり、思考や記憶も満足にできなくなってしまいました。

61歳を過ぎると、今度は鼻から喉にかけて粘液のようなものが流れ出るようになりました。常時、喉に流れてくる粘液を飲み込まなければならず、とても耐え難いものでした。食べ物を見ても食べ物に見えないので、食欲が湧きません。耳から膿が出ることもありました。生きる意欲が尽きてしまったこともあります。

もちろん、あちこちの病院で何度も検査を受けました。でも、原因はわからず、「もはや、どこに行っても治せない」と絶望的な気持ちが募るばかりでした。

そんな状態のまま40年もの間苦しんできたのですが、自分なりにいろいろ調べていくうちに、体の機能は脳幹（間脳）がコントロールしていることを知りました。「この症状の原因は脳幹にあるに違いない。脳幹からの命令が上手く全身に届かないから、いろんな症状が起きているのだ」というところまではわかっても、ではどうすればいいのかはわかりません。

評判の良いお医者様を何人も訪ねましたが、結局、ものすごい量のお薬を出されるだけでした。なかには1カ月以上、強いお薬を飲み続けなさいと指示されたこともあります。さすがに、飲み続けるほうが危険だと判断し、思い切ってやめました。

その後、両親の介護がはじまり、田舎と自宅の往復に疲れていたところ、友人に「その調子の悪いのは脳幹じゃないの?」と言われ、本当にびっくりしました。まさか、知り合いの口から「脳幹」という言葉が飛び出してくるとは思ってもいなかったのです。その友人が教えてくれたのがライオンあくび体操でした。

体操の指導を受けに通いはじめて3回目のときです。驚いたことに、それまで鼻から喉に流れてきていたドロッとした粘液がサラサラになったのです。7回目の指導を受けるころには、粘液はかなり減り、粘液が出ない日が3日、1週間と長くなっていきました。

頭の中がすっきりし、40年以上続いていた体の辛さがどんどん減っていくのを実感できたのです。何よりも生きる意欲が湧いてきて、幸せを実感できるようになりました。おかげ様で、娘の出産の手伝いに東京まで行くことができそうです。

「一生治らない」と言われた激しい痛みが短期間で軽減（30代女性）

その年の1月、仕事中、椅子に座り損ねてコンクリートの床で尾骨を強打してしまいました。激痛を感じた後、下半身の感覚がなくなり、救急車で病院に運ばれました。診断はただの打撲ですが、入院を勧められました。しかし、痛み止めを打ってもらうと何とか歩けたので、「打撲なら何とかなる」と判断し、その日のうちに帰ることにしたのです。

ところが、次の日もあまりに痛むので、家の近くの整形外科で強引に頼み込んでCTを撮ってもらいました。そこで初めて仙骨にひびが入っていることがわかったのです。ただ、残念ながらその状態に対応する処置がなく、「痛み止めを飲んで寝る」という毎日を強いられることになりました。

それは苦痛の日々のはじまりでした。徐々に症状は悪くなり、布団にまっすぐ仰向けになることもできなくなっていきました。次第に首が回らなくなり、やがて首を手で支え、すり足でヨチヨチと歩くしかできなくなったのです。短い横断歩道を1回で渡り切れず、道路の真ん中で赤に変わってしまうこともありました。

日に日にひどくなる首と腰の痛みを何とかしたいと、病院を何軒も変えましたが、状況は何も変わりません。

そんななかで5月の初めに会社の上司からすすめられたのがライオンあくび体操です。ただ、そのころは、何軒もの病院に通い、ある整形外科では「この症状は一生もの」とまで言われていたため、「もう、何をやっても良くなることなんてない」と諦めていました。

それでも、上司が何度も何度もすすめてくれるので、「1度くらいは行ってみようかな」と思い、駒川先生を訪ねました。先生に初めてお会いしたとき、1月から5月まで経験したことをお話ししました。とくに整形外科の先生に「鞭打ち症のような状態は一生治りません」と言われたことも必死で訴えました。すると、駒川先生は笑いながら「治らないんじゃなくて、治せないんですよ。大丈夫ですよ」とニコニコしながら言うのです。

「何だろう、この先生⁉」というのが、私の第一印象でした。

それからライオンあくび体操を指導してもらいました。「首を持ち上げて」という先生の指示に、「首が動かないと言ってるのに」と心の中で思いながら、「持ち上がりません」と伝えると、「持ち上げようと努力するだけでいいですよ」と優しくおっしゃったのが印象的でした。

実際に体験したライオンあくび体操はとても簡単なもので、「本当にこんなことで、何とかなるのだろうか？」と思いながら、施術後、ベッドで休んでいました。そのとき、ベッドに仰向けで寝ていることがそれほど苦痛ではないことに気づき、まずびっくりしたのです。

そして短時間でしたが、事故以来、初めて深い眠りに落ちました。その晩も熟睡できたことは本当に嬉しかったです。あの日のことは今も忘れられません。希望が湧いてきて、その後もライオンあくび体操の指導を受けるために通うことにしました。

日に日に元気になっていくのがわかります。4度目の指導を受けた後には「山登りに行きたい」と思えるほどになり、その改善の速さに、夫がいちばんびっくりしていました。

その後、仕事に復帰でき、海外旅行にも2度行きました。今では、あの体験は本当に自分に起こったことなのだろうかと思えるくらい、痛みの〝い〟の字もありません。今は、多少の疲れもライオンあくび体操をして寝るだけでリセットされてしまいます。今後はアドバイザーとして、駒川先生が考案されたこのライオンあくび体操をたくさんの人に伝えていきたいと思っています。

力の入らなかった足が階段をスタスタ降りられるまでに！（70代男性）

その年の2月、病院で膠原病の一種である多発性筋炎と間質性肺炎と診断されました。その後は、入院と通院でステロイド治療を続けました。

主な症状は、筋肉痛と筋力低下、無力症で駅の階段は手すりにつかまらないと上がれません。関節がずれそうな違和感があり、肘枕でテレビを見ると背骨や腰骨が外れるようないやな感じがありました。

体に良いと聞き、翌年から生体ミネラルを飲みはじめました。それから約2年で多発性筋炎は完治しましたが、その前年12月に今度は、坐骨神経痛を発症。こちらはなかなか完治しませんでした。

坐骨神経痛を発症してから3年後の2月に凍った道路で転倒し、右肘を打撲しました。半年過ぎたころから右肩の関節に痛みが出るようになり、関節の可動域が狭くなってしまいました。接骨院に行きましたが、先生には「すでに半年経って固まっているから治らない」と言われ、途方にくれました。

そんななかで、同じ年の11月末にライオンあくび体操のことを知りました。自宅でDVDを見ながら試しにやってみましたが、その場ではとくに感じることはありませんでした。

ところが、その直後に階段を降りようとすると、自然にスタスタと降りられたのです。これには正直、本当に驚きました。それまでは片足ずつ「ヨッコイショ、ヨッコイショ」という感じでしか降りられなかったからです。体の重心が下がって安定した感覚があり、「こんなに即効性があるものなのか⁉」と感心しました。

それ以降、このライオンあくび体操を続けています。歩行中よろめくことがなくなり、歩幅も大きくなったので歩く速度も速くなりました。一日中、仕事をしていても疲れることもなくなりました。

坐骨神経痛は残っていましたが、これも1カ月くらいで消えました。長年苦しんできただけに、本当に嬉しかったです。動かなくなっていた右肩も、ライオンあくび体操をはじめて3カ月ほどで痛みが取れてきて、現在は腕も半分くらいまで上がるようになっています。

以前は20～30分正座をすると、左足首が固まって立ち上がれなくなっていたのが、今では正座をしても固まらず、スクッと立てるようになりました。

こんなに健康に良いものなので、町内会の会合でも皆さんにご紹介し、伝えていきたいと思っています。

体が自分でメンテナンスする不思議なライオンあくび体操（50代女性）

50代という年齢のせいもあるのでしょうが、5年ほど前から体の不調を感じはじめました。肩こり、腰痛、膝痛といった体の痛みと、近年は精神的に落ち込むことが多くなり、些細なことでもイライラするようになりました。

マッサージなどに通いましたが、行ったときは楽になっても、腰は数日しか持ちませんし、肩は家に帰った途端、元の〝こった状態〟に戻っています。これでは、その場しのぎの対処にしかならないと感じ、もっと根本的に改善する方法はないのかと探していました。

「心と体」の関係に興味を持ち、調べていくうちに、脳とストレスの関係に関心を持ちました。そもそも脳に良いのはどんなものなのか、いろいろな情報を集めていくなかでライオンあくび体操にたどり着き、研究会があることを知りました。

そのころ、偶然にも知り合いがライオンあくび体操のアドバイザーだったので、その方の指導を2週間に1回ずつ受けることになりました。

最初に指導を受けたときは、あまりにも簡単な体操なので、「こんなことで、ほんとうに脳が活性化するの？」というのが正直な印象でした。事実、終わった直後にはほとんど変化はなく、はっきり言って物足りなさを感じました。

ところが、体操が終わり少し横になって休んでいると、腰のあたりの体の中に何か動く感じがあったり、体がピクッと動いたりするのがわかりました。そして、帰るときには体だけでなく、気持ちまでスッキリしていました。帰りの足取りがすごく軽かったのを覚えています。いつもは寝つきが悪いのに、その夜はスッと寝られたのも驚きでした。

その後もライオンあくび体操を続けていると、肩こりなど気になる症状がどんどん改善していきました。４カ月後には、首が少し前に出ているような姿勢が、気がついたらまっすぐになっていました。左右の高さが違っていた肩のラインもまっすぐになりました。

今まではパソコンをしていると、すぐに肩がこっていましたが、それも軽くなりました。靴下を履くときに常にふらついていた片足立ちも楽にできるようになりました。

足が軽くなって、階段をスッスッと上がれるようになったのも嬉しいことでした。気づいたら、体温も上がっていました。「体温が上がると病気になりにくい」と聞いていたので、とても喜んでいます。

私の体に起こったこんな変化は、何か外側から働きかけたからではありません。ライオンあくび体操によって自分の体が自ら起こしたことです。そう思うと、心から感動しました。

私はもともとマイナス思考になりやすく、落ち込みがちな性格でした。ところが、ライオンあくび体操をはじめてからはあまり落ち込まなくなりました。

ライオンあくび体操は私にとって強い味方です。自分自身の体の声を聞きながら、これからも続けていきたいと思います。それとともに、ライオンあくび体操のことをどんどんお伝えしていきたいと思います。

20年間の寝たきり生活から奇跡の回復（60代女性）

40代に入ってすぐにウイルス性心臓弁膜症*と診断されてからは、胸がいつも苦しく、生活も家事をするので精一杯。あとは寝たり起きたりという日々を約20年間送ってきました。

いくつも病院にかかり、いろいろな民間療法も受けました。しかし、症状が良くなることはなく、途方にくれていました。そんなときに、たまたま友人から教えてもらったのがライオンあくび体操です。

ライオンあくび体操を続けていると、まず胸の痛みがなくなりました。6カ月経ったころからこむら返りが頻繁に起きるようになり、それが治まったと思っていたら、今度は肩や手に痛みが出てきました。

それまで何十年も肩こりや足のツッパリ感、不眠はあったのですが、次々とこのような症状が出てきたことで、自分の中の隠れていた弱い部分、悪い部分が一旦表に出てきたのだと思いました。確かにその後は体調が良くなっていきました。それが自分の体の力で起こっていることに、毎日感動していました。

あちらこちらに現れていた体の痛みがすべて治まったころからは、ものすごく眠れるようになり、心の状態も大きく変化していきました。今まで気になっていたことが気にならなくなり、わだかまりのない心で生活できるようになったのです。このごろは、幸せだなあ、という気持ちが湧いてくることが多くなっています。これから先の変化がますます楽しみです。

*心臓弁膜症

四つある心臓の弁は、それぞれが心室の収縮・拡張にともなって開閉し、血液の逆流を防止し、全身の血液循環を維持している。この弁に何らかの障害が起こって上手く働かなくなるのが心臓弁膜症。ウイルスの感染によるもの、特発性の原因不明のものなどがある。

たった3日で体温が上がり足の冷えが解消（70代女性）

ライオンあくび体操と出会ったのは、生活の中で「去年と比べて今年はちょっと力がなくなったな」と感じていたころです。ライオンあくび体操のＤＶＤを入手して、朝と夜寝る前の１日２回、実践するようになりました。

すると３日目から体温が上がりはじめ、まず、子どものころからあった足の冷えがなくなりました。11日目には脳幹（間脳）だと思うあたりに、心地よいエネルギーが走るような感覚があって、「体のバランスが取れた」と感じた瞬間がありました。

それ以降は毎日、自分の体の調整が進んでいるように感じ、すっかり調子が良くなりました。言葉では表現しづらいのですが、ライオンあくび体操をしていると、誰か他の人に体の調子を整えてもらうのではなく、自分自身ですべて整えられるという感覚が起こります。

駒川先生がＤＶＤでおっしゃっているとおり、間脳はまさにバッテリーのようなものだと思います。そのバッテリーが充電されたので、体は素直に命を維持するためにいちばん大切なところにエネルギーを送り、修復していくのだと感じています。

私はこれまで、表面的な物事に振り回されるところがありました。しかし、ライオンあくび体操をした後は「真実は調和と愛からはじまっている」と、理屈ではなく体で感じることができるようになりました。これまでいろいろ迷っていた自分がおかしいくらいです。

世間ではアンチエイジングなどと盛んに言っています。でも、私は老いるということを拒否しないで、それを認めていこうと思うのです。そのほうが精神的にも肉体的にも自分の中の歪みが自然に調整されていく気がします。もう、病気を治そうと頑張らなくていいと思っています。

間脳が活性化することによって、免疫力が上がり、体が正しい方向に修正されていくのを感じている自分を、今は心から愛おしいと思います。細胞1個1個に感謝しながら、この体操を毎日行なっています。

できるかぎりたくさんの人たちが、他力ではなく自力でできるライオンあくび体操と出会い、健やかな日々を暮らせますようにと願います。

心をきつく縛っていた緊張が解け、人と楽しく会話できる（H・Mさん　60代女性）

家の事情で、幼少時代は非常に厳しい養母のもとで育てられ、おどおどしながら成長しました。そのせいか、小学生になったころから人と話をするとき、ものすごく緊張してしまいます。うまく話せず焦ると、頭の中が真っ白になり、ますます話せなくなりました。それは大人になってからも続き、ずっと人と落ち着いて会話をすることができずにいました。

そんな私を見ていた友人が、ライオンあくび体操を紹介してくれたのです。初めてライオンあくび体操をしたとき、目を上からぐっと押されるような感覚を覚えました。芋虫のように体中を包帯でぐるぐると巻かれている感覚を覚え、窮屈な感じがしました。

でも、ライオンあくび体操を続けていると徐々にリラックスしてきて、体が軽くなっていくのがわかりました。目が押されるような感覚は、その後もライオンあくび体操をするたびに感じましたが、回を重ねるごとに楽になっていきました。

ふと気がついたら、会話をしているときも頭がすっきりしていて、相手の話を落ち着いて聞けるようになっていました。最近では会話も楽しめるようになったのでとても嬉しいです。家族との関係も良くなり、自分の状態も冷静に見られるようになっています。

20年間の引きこもり生活からの脱出。仕事もイキイキとできるように！（40代女性）

20年近く体がだるくて引きこもりがちになっていました。原因がわからないので、いろいろな病院を転々としたのですが、行った先々で違った病名を言われました。産婦人科では更年期障害と言われ、頭痛があったので脳外科に行くと三叉神経痛と言われ、薬局では自律神経失調症と言われました。うつ病と言われたこともあります。

そんなときに、ライオンあくび体操のことを知りました。とにかく「元気になれるのなら何でもやってみよう」とチャレンジしてみようと思いました。

初めにライオンあくび体操の指導を受けたときは、とにかく体がしんどくて、次の日もだるくてまったく動けず、ずっと寝ていました。しかし、体の重さはその1日だけでした。その後、ライオンあくび体操を続けていると体がだんだん軽くなっていくのがわかりました。

じつは、ライオンあくび体操をはじめる前に、勤めに出ることが決まっていて、「果たして自分に勤まるだろうか。体がもつかなあ」と不安だったのですが、体操のおかげで、朝から晩までフルタイムで働くことができています。

これほど長時間働くのは何十年ぶりなのですが、不思議なくらい大丈夫です。以前の自分と比べたら、もう信じられないくらい元気になっています。こんなに自分が変化したライオンあくび体操を家族や友人にもすすめています。

このような嬉しい報告を見ていてもわかりますが、ライオンあくび体操の最大の特徴は、口の開閉運動によって間脳が活性化することにあります。その結果、自然治癒力が高まり、体が自らの力で改善していくことです。次の章では、その仕組みについて、もう少し詳しく説明をしていきます。

4章

探し求め、たどり着いた自然治癒力を高める根本療法

自然治癒力の低下が著しい現代人

今では自然治癒力という言葉が定着し、「自然治癒力を高め、健康になろう」という話もよく耳にします。しかし、「自然治癒力とは何ですか?」と聞かれると、はっきり答えられる方は少ないと思います。

自然治癒力とは、誰もが持っている生命維持の機能です。体には、生体の内部や外部の環境の変化にかかわらず、生体を一定の状態に保つ働きがあります。医学的にはこの力をホメオスタシスといいますが、私は、その力こそが自然治癒力であると考えています。

この力は体に何か特別な異常が生じたときにだけ働くわけではありません。体温が下がれば上げてくれるし、体温が上がりすぎれば下げてくれます。もちろん、切り傷ができれば治してくれますし、病で熱や痛みを感じるのも体が自ら治そうとする自然治癒力が働いているためです。

多少具合が悪くても「寝れば治る」と思っている人は多いでしょうが、それは本能的に自然治癒力の働きを知っているからです。

では、自然治癒力が備わっているのに、なぜ、腰痛や頭痛などが改善せず苦しむことがあるのでしょうか。自然治癒力が作用すれば、たいていの病気や痛みは自然に改善していってもいいのではないかと思いませんか。

一番の理由は、せっかく備わっている自然治癒力が低下していることにあります。そのために、体が自力で不調を治せなくなっているので、病院で治療を受けたり、代替医療を受けたりするしかなくなっているのです。

もちろん、薬などを使えばその症状を一時的に抑えることはできますが、それと同時に自然治癒力を弱めることにもなります。そこで、薬や注射を使わずに、手技や薬草、自然の道具などを使って「自然治癒力の回復を待つ」という試みもあります。しかし、私の経験では、それらの多くは症状を改善しても自然治癒力を弱めてしまう場合があると感じます。残念ながら自然治癒力の実態やその高め方は、まだ明確になっていないというのが現状です。

私はライオンあくび体操の指導を行ないながら、間脳が体に与える影響を見続けてきました。その結果、「間脳から流れ出す生命エネルギーの強弱が、そのまま自然治癒力の強弱につながっている」という事実をはっきりと確認できました。今は、そのことを確信できるレベルになっています。

症状に働きかける対症療法と根っこから改善する根本療法

これまでの医療や施術では、自然治癒力に確実に働きかける方法がないまま、目の前で起こっている症状に働きかけることに焦点を当ててきました。一般的に、その方法は二種類あります（次図）。

一つは症状そのものを軽減させる対症療法です。対症療法は直接その症状に働きかけるので、すぐに効果が出やすいというメリットがあります。しかし、「どうしてその症状が出ているのか」という原因に関しては後回しにされるため、再び同じ症状をくり返しやすいというデメリットがあります。

対症療法と根本療法の違い

	対症療法	根本療法
治療目的	症状によって治療する部位が変わる 症状緩和を目的とする	間脳の働きを活性化させ、自然治癒力に任せる
治療方法	治療側が外側から刺激を与え調整する	自然治癒力により自分の内側から調整する
治療直後の変化	その場での爽快感、軽快感が感じられることが多い	顔の表情がやわらかくなる 体の動きが滑らかになる 重心のバランス回復
治療後の経過	治療当日または1～2日をピークに時間の経過とともに元に戻ってしまう	間脳が活性化し、自然治癒力によって時間とともに改善していく

もう一つは症状を起こしている根本的な原因に焦点を当て、そこから改善して、同じ症状をくり返さないように働きかける根本療法です。この方法で本当に原因を改善できれば、再発を防ぐことができます。

しかし、この方法が難しいのは、何が原因なのかを特定するのに時間がかかる場合が多く、原因そのものを見つけられない場合もあることです。ですから、多くの医療や施術が対症療法に向かってしまうのは仕方がない面もあるのです。

どちらの方法にも長所と短所があり、選択は自由です。私の場合は、自らの苦しい経験から、対症療法ではなく根本療法の道を選びました。その道のりはなかなか困難でしたが、間脳エネルギーが活性化するということを発見し、ライオンあくび体操を完成させることができました。

もちろん、間脳に着目したのは私が初めてではありません。しかし、誰でも安心して自分で間脳を活性化させ、自然治癒力を高められる方法を発見した人は誰もいなかったのではないかと自負しています。

体は矯正してはいけない

そもそも、私が最初にかかわったカイロプラクティックには、「脳幹のエネルギーの流れを活性化させる」という理論があります。頸椎の1番目と2番目がずれている場合、この部分を矯正すると、流れにくくなっていたエネルギー信号が脳からスムーズに流れ出し、健康を取り戻すというのが基本的な考え方です。

頸椎の1番と2番を調整するには、まずレントゲンを撮って頸椎の歪みを確認し、「横にずれている」「ねじれがある」などの位置を割り出します。そして、その歪んで

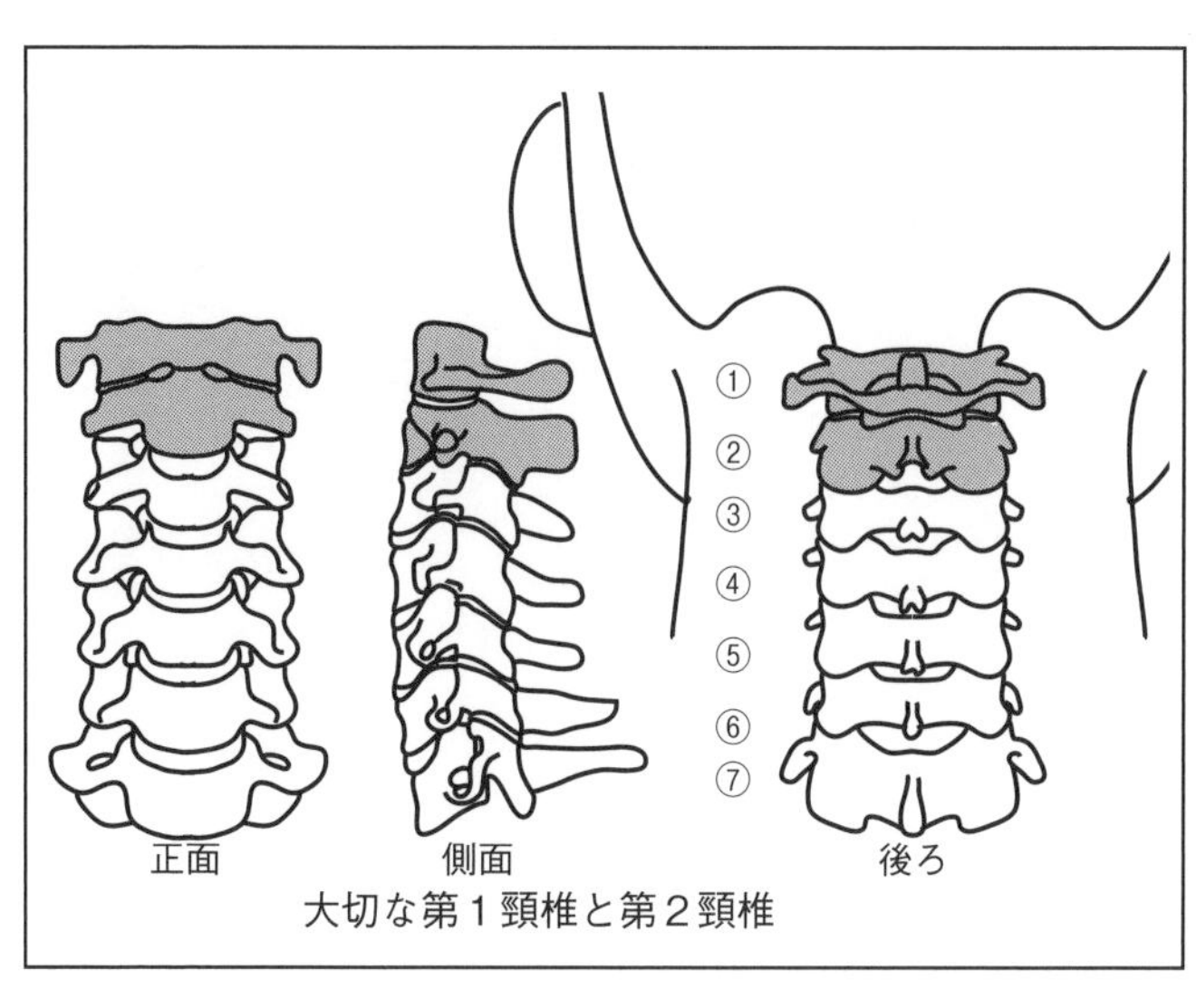

大切な第１頸椎と第２頸椎

いるとされる部分に瞬間的に強い圧をかけ、強制的に調整します。これをアジャストメントといいます。

ただ、このアジャストメントは、体にとって強烈な刺激となるので、私自身はとても危険な対症法だと感じていました。たとえば海外では、首の骨の中を通っている椎骨動脈が破裂したケースを調査したところ、その症状が起こった1週間以内にカイロプラクティックの施術を受けた人の数は受けていない人の数の5倍という統計も出ています。

さらにしっかり調査しなければ、確かなことはわからないと思いますが、「椎骨動脈に損傷を与えている危険性がある」という可能性は否定できないでしょう。

じつは私自身も40年前はアジャストメントを行なっていたことがあります。その結果、劇的に改善する方もいましたが、効果が出にくい方も多くいました。高いリスクがある割に確実性が低いため、私は行なうのをやめました。

その後、間脳に注目するようになってわかってきたのは、骨というのは「右にずれているから左に戻す」というほど単純なものではないということです。たとえば、関節の歪みには複雑に絡み合った筋膜組織が影響し合っています。そこに一方向からの力を強く加えて調整すると他のところに無理がかかります。

そもそも体は全体でバランスを保っています。それなのに、ある一部分だけを無理に矯正してしまえば、今度は別の部分に影響を与えてしまうのです。骨格や筋肉についても同じです。次に述べるように、体のバランスの基準は脳にあります。外から力を加えてバランスを整えるには限界があるのです。「筋骨格は強制的に矯正してはいけない」というのが、今の私の持論です。

間脳こそが体の本来あるべき基準を決めている

間脳の働きは姿勢にも関係しています。例をあげて説明していきましょう。103ページの図Aと図Bを比べてみてください。

まっすぐに立っているAのような状態が、本来の理想的な状態です。それに対してBは右肩が上がり、右の骨盤が上がっています。結果として右足が左足に比べて短い状態になります。

仮に図Bの右足が2センチ短くなっているとします。このような場合、どう調整したらいいのでしょうか。一般的に考えられる方法としては、右の骨盤を下げるか、左の骨盤を上げるか、あるいは長い方の足を短くするか、短い方の足を長くするかということになります。

たとえば多くの整体関係のマニュアルでは、短い方の足に問題があると判断し、短い方の足を2センチ伸ばしてそろえようとします。果たしてそれは正しい判断なのでしょうか。

じつは、どの判断が正しいのかは誰にもわかりません。どちら側にどれだけ問題があるのかは誰にもわからないし、簡単に決めつけることはできないからです。本当は左足が1センチ長く、右足が1センチ短いのかもしれませんし、0・5センチと1・5センチかもしれません。多くの施術は、どれが本来あるべき正常な状態なのか、その基準がわからないまま調整しているのです。

でも、本当に基準はわからないのでしょうか。体のどこかに基準を決めている部位はないのでしょうか。

たとえば家が傾いた場合には、土地に対して水平か垂直かという基準がはっきりあるので、大工さんは柱の傾きを直すことができます。しかし、人の体は一人ひとり基準が違いますし、日々体を動かしているので、それによっても基準は違ってきます。

それでは体の基準を知ることは無理なのでしょうか。じつは、その基準を決めている部位があります。それが他でもない間脳なのです。その人の体をその人本来の基準状態に戻したいのなら、その基準を決めている間脳を活性化して、本来あるべき状態

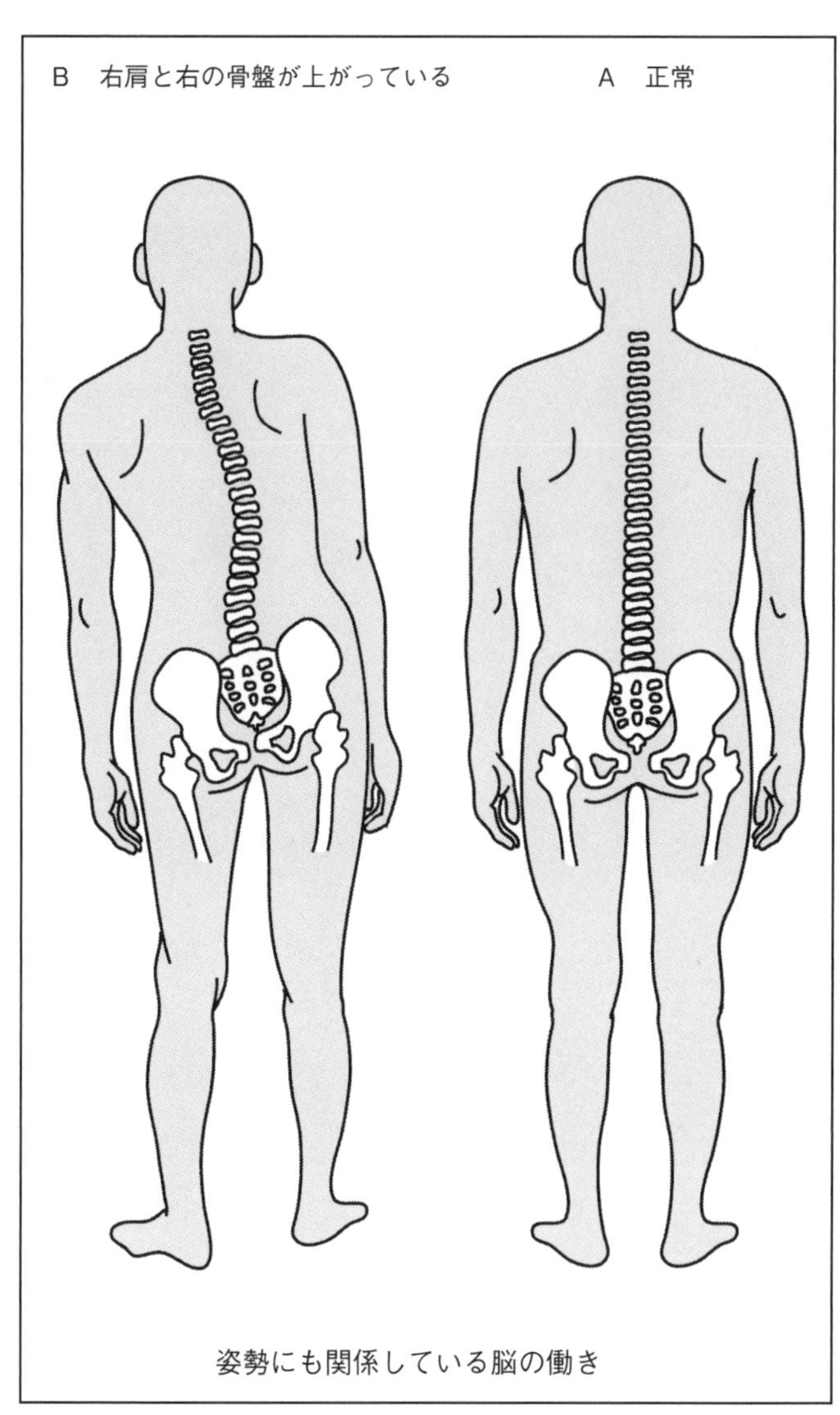

B　右肩と右の骨盤が上がっている
A　正常

姿勢にも関係している脳の働き

に戻るよう間脳に委ねるしかありません。

つまり、自分の体が本来もっている力で体を調整することが、いちばん間違いのない調整法なのです。

先ほどの例でいえば、足の長さがアンバランスになっているのは単に骨盤が歪んでいるだけではなく、体が調和を取り戻そうとして、あえて長さの差を生じさせているかもしれないのです。外から一部の状態をみて、「右足が短いですね。では、そろえましょう」ということではないのです。

私たちの体は常にバランスを取り続けています。体に起こるいろんな症状も、基準の状態に戻そうとする自然治癒力の働きで起こっています。その基準を決めている間脳のことをもっと知るべきですし、間脳を活性化して、その役割を担えるようにしておくことがとても大切であると私は考えています。

健康な人は間脳からエネルギーがしっかり流れている

これまで25万人以上のクライアントさんに施術を行なってきたなかで、あるときから手の平で体の中を流れるエネルギーの流れを感じるようになったというお話はすでに述べました。健康な人の体にはこのエネルギーが力強く流れているし、心身の不調を訴えている人の場合はエネルギーの流れが弱くなっていることも先に述べたとおりです。

しかし、ここまで読まれてきた読者の皆さんのなかにも、まだ不思議な話だなと感じている方がいるかもしれません。そもそも、体の中を流れるエネルギーを感じることは決して特殊能力ではありません。とくに施術者は「人の体の気やエネルギーを感じやすい」とよく言われますが、いわゆる職人技と同じものだと私は思っています。

たとえば、寿司職人がシャリを一つかみつかんだら250粒プラスマイナス10粒ぐらいだとか、牛丼屋の店員がお玉で一すくいした牛丼の容量の誤差が1グラムから2

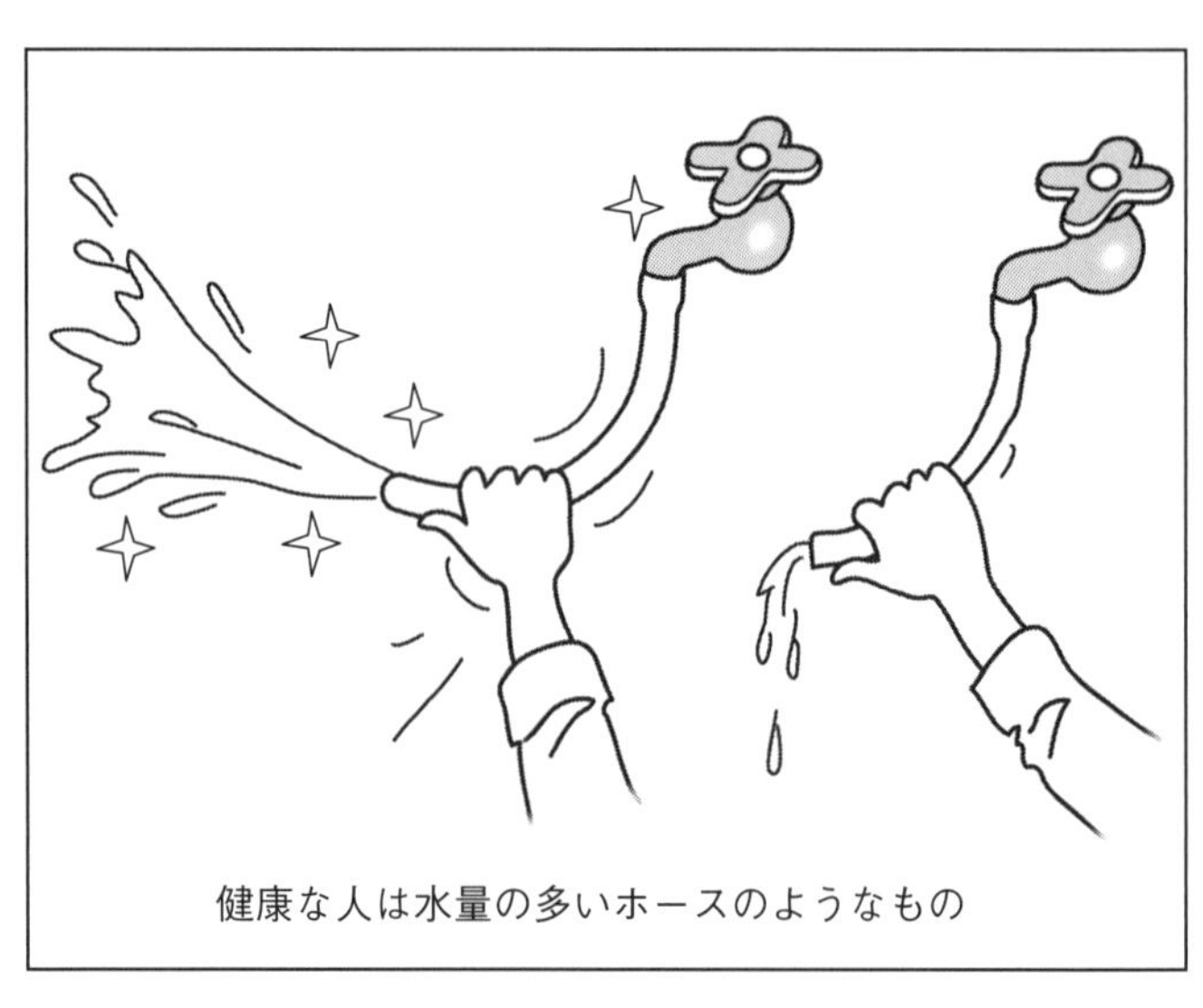
健康な人は水量の多いホースのようなもの

グラムという話を聞くこともあります。

普段そんなことをしていない人から見たら、その技術は確かに神技に見えます。しかし、同じことをくり返し行ない、その感覚を研ぎ澄ませていけば、研ぎ澄まされた能力が身につくものです。

最近では、ライオンあくび体操の指導を2日間受けただけで、エネルギーの流れがわかる人も出てきています。あまりにも短期間にわかってしまうのを見て、やはり「これは本当に特殊能力ではない」と私も確信を深めています。

といっても、読者の皆さんは体験したことのない感覚だと思いますので、こんなイメージだとわかりやすいかもしれません。

散水用のホースをイメージしてみてください。そのホースを手でつかみ、水道の蛇口を開けたり閉めたりします。こうすると、ホース内を水が流れているのを感じられるでしょうし、どのくらいの水量が流れているかも感触でわかると思います。

体の中を流れるエネルギーを感じるというのは、まさしくそれと同じ感覚なのです。私の場合はたくさんのクライアントに施術しますが、そのとき、間脳からのエネルギーの流れがどうなっているかがはっきりとわかります。体調が悪くて施術を受けに来られたときは、エネルギーの流れがかなり弱くなっていますが、調子が良くなるにつれて流れがよくなっていきます。

私は、こうした経験をくり返していくうちに、どんな状態が健康なのかを理解し、「間脳がエネルギーを流し出すことで自然治癒力をコントロールしていることは間違いない」と確信するようになりました。

間脳は生命エネルギーの「充電池」

現代では、科学的にも医学的にも、人間の体の神経には電気的なエネルギーが流れていることが明らかになっています。私が手の平で感じることができるエネルギーは、このような電気的なエネルギーの一種なのかもしれません。私がこれを生命エネルギーと呼んでいることは先に述べたとおりです。

人の体を機械にたとえると、人の神経の経路は電気の配線と同じ役割をしていることになります。その配線に生命エネルギーが流れて、初めて体は動きます。内臓も心臓も体の全ての機能が生命エネルギーを使って動いています。

寝ている間や休憩している間は生命エネルギーが体に補充されるとともに、悪いところがあればそこに生命エネルギーを集中して修復します。

この生命エネルギーを管理しているのが間脳ですが、充電池の機能が低下すると電気量が減少するように、間脳の機能が低下すると流れ出すエネルギー量は減少します。

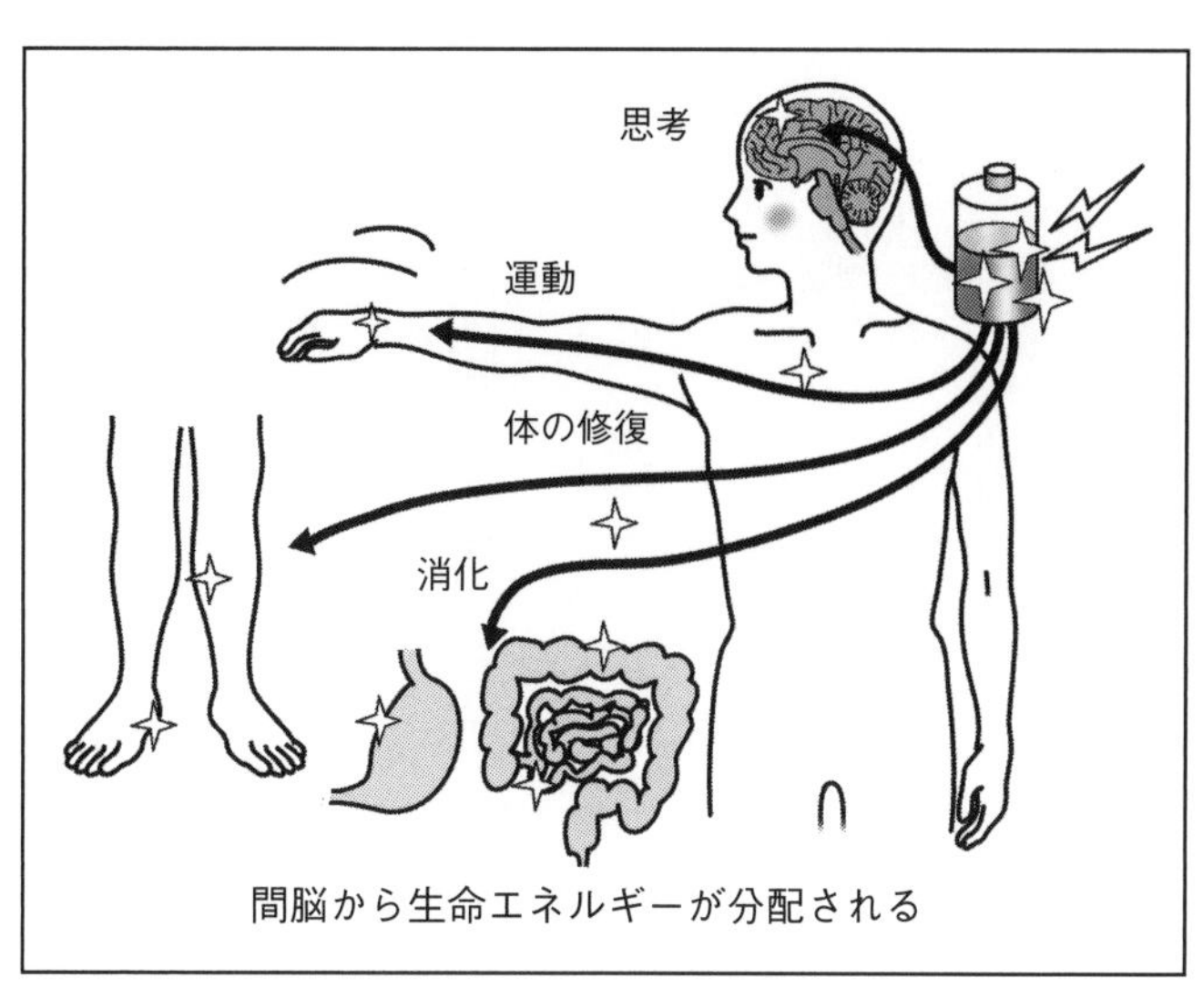

間脳から生命エネルギーが分配される

充電池の機能がよくなると電気量が増えるように、間脳が活性化すると、流れ出す生命エネルギー量が増えるため、体に流れる生命エネルギー量も増えます。

仮に生命エネルギー量が2000ワットだったとしましょう。食べ物の消化に500ワット、体を動かすのに500ワット、思考に500ワット使ったとすると、副交感神経が優位になる夜の睡眠時に残っているのは残りの500ワットになります。その500ワットで体の悪いところを修復することができます。

ところが間脳の働きが低下すると、フル充電で2000ワットの充電池が、機能低下して1000ワットしか充電できないのと同じようなことが起こります。こうなると、休んでも体力が元に戻らないといった状態になります。

間脳を活性化し、より強く生命エネルギーが流れ出すようにすることこそ、健康の基本中の基本なのです。

すべては間脳を活性化することからはじまる

間脳エネルギーを観察し続けていくなかでわかったことですが、それをもっとも低下させているのは、片時も止まることのない思考活動です。自分の心の声や感覚を軽視し、大脳による思考を重視しすぎた結果、本来は心で決断し行動していくことが自然な状態であるにもかかわらず、すべてを思考に委ねてしまう。そのために、大脳の前頭葉が過活動になって疲弊し、生命脳である間脳を含めた脳幹部分のエネルギーが低下してしまうのです。

ですから、ふだんから大脳の過剰な思考を抑えて脳を静かに保つことが間脳のエネルギーを消耗しない最大の防衛策になります。

肉体に関しては、生命維持のために優先順位の高いところから順番に生命エネルギーを使います。その優先順位のトップは、傷や怪我などの修復です。傷などで出血すれば、その傷を修復するために生命エネルギーを使います。出血を直ちに止めなければ、命にかかわるからです。それから、怪我で骨折したら、やはり骨を修復するためにすぐに生命エネルギーを使います。

その次に生命エネルギーを使うのは消化活動です。消化がストップしてしまったら生活できませんから、そのために生命エネルギーが使われます。ただし、現代人は消化に莫大なエネルギーを消費しています。

このように優先順位が高いものから順番に生命エネルギーが使われますが、使用量が多すぎると、夜寝るころにはエネルギーはほとんど残っていません。そのまま寝ても疲れが取れないのは、生命エネルギーが足りないため疲労回復に十分な生命エネルギーを使えないからです。

それが何カ月、何年と続くと、「休んでいるのに疲れが取れない。何となく健康が優れない」という状態が常態化することもあります。ここでいちばん必要なことは、機能が低下している間脳を活性化し、生命エネルギーを増やすことです。

それは、充電池に充電すると流れ出す電気量が増えるのと似ています。間脳を活性化すると必要な生命エネルギーが流れ出すようになるのです。

私はクライアントの頭を触ると、間脳の状態が感じられます。健康な方の間脳は、ちょっと触れても崩れないみずみずしい豆腐のような感じです。しかし、たとえば脳卒中を起こしそうな方の間脳は、もろくて崩れそうな豆腐のような感じがします。実際にそう感じたときは、すぐに病院を紹介しています。

そこまで酷くなくても、不調を抱えているクライアントの間脳は症状にかかわらず、豆腐の水分が抜けたような硬い感じがする場合が多いのです。しかし、間脳が活性化すると、乾いた大地に水が少しずつ浸透していくように潤いが戻り、プルプルした状態になり脈動しはじめます。

その状態になったとき、間脳はようやく生命エネルギーが満たされた状態になり、全身に流れ出していくようになります。それが間脳の健康な状態です。

体の不調を抱えられている場合は、まず間脳を活性化することからはじめることが必要なのです。

背骨の歪みを治せないほど間脳の働きが低下していることも

カイロプラクティックの理論では、首の骨である頸椎が歪んだ結果、脳幹の働きが低下し、生命エネルギーが流れなくなると言われてきました。しかし、私はある時期からこの理論は逆だと思ってきました。それは次のような経験をしているからです。

体には神経がたくさん通っています。神経は体全体に生命エネルギーを運ぶ重要な働きを果たしています。その神経に生命エネルギーが勢いよく流れはじめると、人の体は生命力に満ちた状態になります。

神経の通り道を先ほどと同じようにホースだと思ってください。この場合は、ビニールのホースではなく、布製のホースをイメージしていただけるとよりわかりやすいと思います。

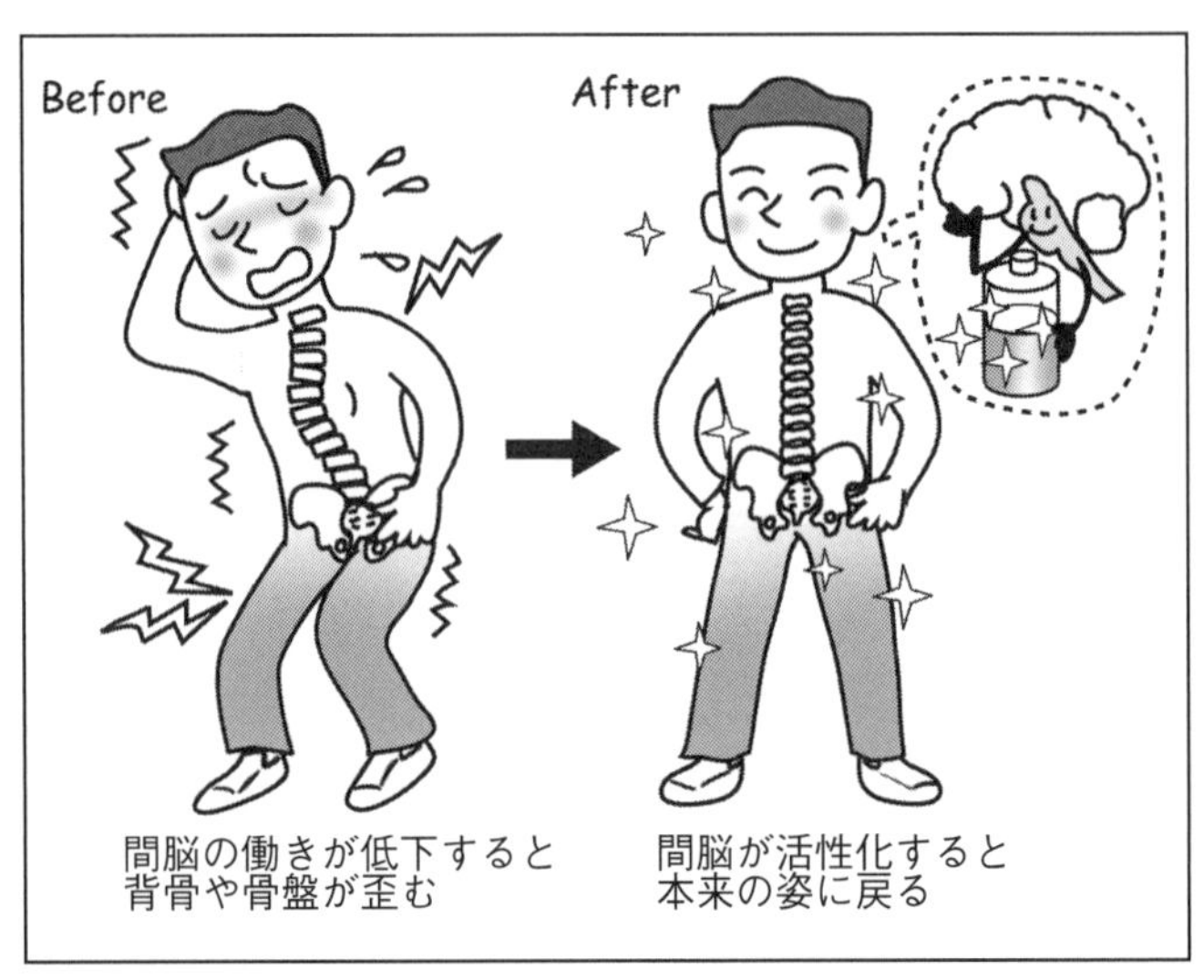

間脳が活性化すると、水道の蛇口を全開したのと同じように、勢いよくエネルギーが流れ出します。流れる水の圧力でホースがぐんと伸びるように、神経に生命エネルギーが勢いよく流れると、その圧力で背骨や骨盤の歪みが本来あるべき状態に戻りはじめます。背骨の場合はいくつもの骨で成り立っているので、この修正は頭の方から順に起こってきます。

長年、こうした事実を見てきた結果、私は、頸椎が歪むから間脳の働きが低下するのではなく、頸椎の歪みを治せないほど間脳の働きが落ちていることが問題なのだと理解するようになりました。

肩こりの正体は頭の重心のずれにあった

体は地球の重力に対して、無意識のレベルでバランスを取っています。寝ているとき以外、常に地球の重力に対してバランスを取り続けているのです。とくに大変なのが頭を支えることです。頭は平均して体重の10分の1の重さがあるといわれ、その重い頭を細い首とそれに続く肩や背中の筋肉が支えています。

たとえば、117ページのイラストのように、体を前に倒すと、前に倒れないように背中の筋肉が緊張します。後ろ側に反れば、腹筋が緊張して上半身が後ろに倒れるのを防ごうとします。

頭の場合は、その重心が左にずれれば首と肩の右側の筋肉が張ります。重心が前にずれれば、首の後ろ側と背中の筋肉が張ります。

じつは、こうした筋肉の反応は重力に対する筋肉の自動的反応です。たとえばスマホやPCを長時間使っていると、頭の重心が前にずれるため肩や背中の筋肉は常にバランスを取ろうとして緊張を強いられます。これが肩こりにつながります。

ですから、筋肉の緊張をマッサージなどで緩めても、頭の重心がずれたままだと、体は重力に対応するために緊張を強いられるため、肩こりは解消しません。

先ほど述べたとおり、間脳が活性化すると、生命エネルギーが勢いよく流れ、体の姿勢や頭の重心が自動的に調整されます。これを東洋医学的に説明しますと、間脳が活性化することで脳の中心部にある上丹田と、胸の中心部にある中丹田、お臍のすぐ下にある下丹田という3つの丹田が体の軸として一直線になり、地球の中心と繋がります（本書の裏表紙にあるイラスト参照）。

こうして頭の先から地球の中心まで一本の線で繋がったようにまっすぐ立つことが可能になったとき、体は重力によって前後左右に引っ張られることがなくなり、全身から無駄な力が抜けます。それが体にとって、もっとも力を発揮しやすい理想的な状態なのです。

一般に肩こりは悪者のように扱われていますが、必要があって生じているのです。体が、間脳を活性化して体のバランスを整え、筋肉を緩めて楽になりなさいと教えてく

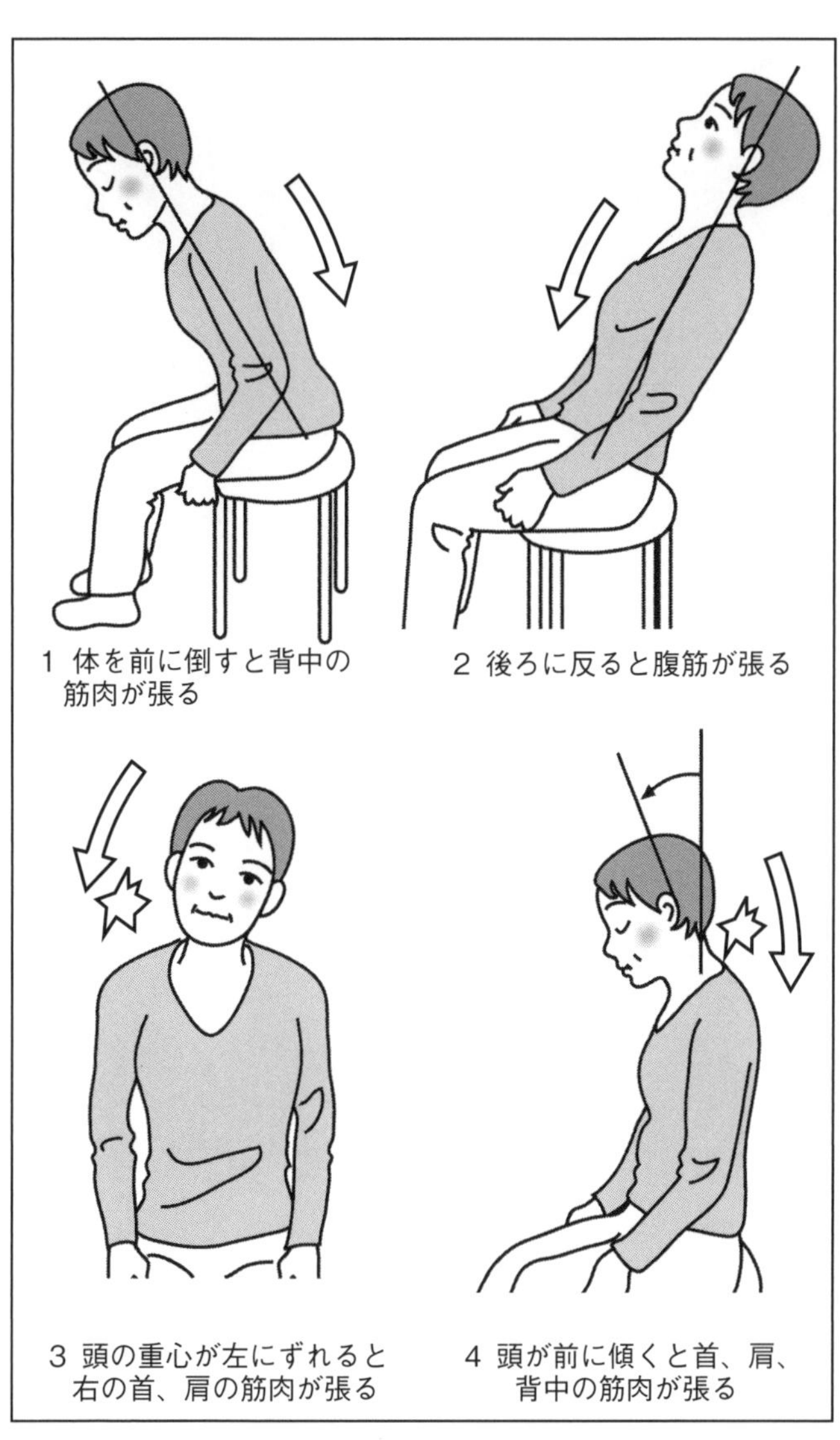

1 体を前に倒すと背中の筋肉が張る

2 後ろに反ると腹筋が張る

3 頭の重心が左にずれると右の首、肩の筋肉が張る

4 頭が前に傾くと首、肩、背中の筋肉が張る

れているのです。この体の声に素直に従えば、肩こりもなくなるでしょう。

この理論は、私の施術のなかで、さらにライオンあくび体操において、もっとも基本になる考え方です。

古来より伝えられている人の能力を活性化させる秘術や、達人と呼ばれる域に達している武道家や一流スポーツ選手が体の中心軸を大切にしているのは、この理論を感覚的に理解しているからだと思います。

間脳の活性化が直観力やインスピレーションを向上させる

間脳が活性化して生命エネルギーが循環すると、内臓機能が活発になりますし、睡眠の質が高くなるので熟睡できるようになります。また、基礎体温も上昇します。なかには歩行の速度が速くなったという方もいます。これは、筋肉の緊張が解け関節がしなやかに動くようになるからです。

じつは、気持ちにも変化が起こります。ライオンあくび体操を行なっていると「今までこだわっていたことがどうでもよくなりました」と言う方が非常に多いのです。それは間脳が活性化すると、大脳による過剰な思考活動が落ち着くからだと私は考えています。

現代人は幼いころから思考教育を受けているせいか、自分の感覚よりも、知識や記憶からもたらされる思考を大切にする傾向があります。思考は生きていくうえで必要なのはもちろんですが、過剰になると、物事を必要以上に複雑にとらえるようになり、不安や悩みを増幅します。

それだけでなく、人が本来持ちあわせている直観力やインスピレーションを押さえ込んだり、衰えさせたりします。しかし、間脳が活性化すると、前頭葉の過剰な活動が鎮まり、自然に直観力やインスピレーションが働くようになり、物事を必要以上に複雑に考えることが少なくなります。同時に、自分にとって必要なものを理解する「感じる機能」が蘇ります。

たとえば、頭で「この食べ物は着色料がたくさん入っているから、食べないほうがいいだろう」と考えるのではなく、「この食べ物は何だか食べたくないなあ」という感覚が鋭くなります。

こうした感覚は、生物が生きていくうえで、とても大切な原始的感覚であり動物的な勘です。間脳が活性化すると、この感覚も鋭くなってきます。私が手の平で生命エネルギーの流れを感じる感覚も同じものです。それは決して特別なものではなく、間脳を活性化していけば誰でも持つことができます。

治りきっていなかったところが順番に修復されていく

間脳が活性化し、自然治癒力が働きはじめると、これまで抑制されていた体の機能が働きはじめます。そのため、古傷や薬で抑えていた症状、すでに何年も前に癒えたと思っていた体の傷みなどが一時的に表面化してくることがあります。

これは一般に好転反応と呼ばれているもので、癒えずに体内に存在していたものが表に出てきただけです。元野球選手だった方から、「ライオンあくび体操を毎日やっていたら、急に肩が疼きはじめました。学生のとき、その部分に痛み止めをたくさん打っていたのですが、これもその反応ですか?」と問い合わせがきたことがあります。まさにそのとおりです。

間脳が活性化し自然治癒力が働きはじめると、治りきっていなかった部分が順番に浮かび上がってきて修復されていきます。どのような変化が、どのような順番で起こるかは誰にもわかりません。間脳がその人にとっていちばん無理がなく、理想的な状態で戻りやすい道筋を選んでいるだけなのです。

癒されていなかった全ての症状が出終わったとき、本物の健康を取り戻すことができます。その元野球選手も、肩の疼きが治まった後は、若いころと同じくらい肩が軽く動くようになったと喜んでいました。

コラム 脳幹(間脳)の活性化を促す素晴らしい健康法

㈱七田チャイルドアカデミー　浅間大介

私は子どもたちの能力開発を仕事としているので、脳の研究も自分なりにしてきました。さまざまな実験を行なってきましたが、脳幹を刺激することの大切さは誰よりもわかっていると思います。実際、脳幹を刺激して、「自閉症の子どもが言葉を発した」「精神的病の改善が見られた」という事例も私の周りでは多くあります。

人間の体にはたくさんの機能があり、そのどれもが大切ですが、中でも生命維持機能を司る「脳幹」が重要であると確信しています。

そのため、ライオンあくび体操の存在を知ったときはとても興味を持ちました。すぐ自分で体験し、家でも毎日、行なうようにしました。

その結果、2週間で肩がこらなくなり、それまで週に4日ほど通っていた接骨院にも行かないで済むようになりました。こんなことは10年間で初めてです。

急に行かなくなるのも気がひけて、しばらくしてからいつもの接骨院に行きましたら、「この半年でいちばんこめかみのところが柔らかい」と言われました。

私は1日に5時間はパソコンの前に座りますが、いつの間にか以前より姿勢が伸びていることに気がつきました。

脳幹は、生まれてから1歳半までに適切な刺激を受けて発達していきます。そのため、成人してから脳幹を刺激し、脳内の神経伝達を良くすることは、これまでの医療の現場では非常に難しいとされてきました。

しかし、ライオンあくび体操をはじめて、劇的に肩こりが減少したという事実は、脳幹を刺激することで血流が良くなっているという証です。また、「自己治癒力」を高めるということはこういうことなのかと、多少なりとも能力開発を目的としている者として納得した感じです。

脳幹に刺激を与える方法は、ライオンあくび体操の他にもあると思います。ただ、そのなかでも、この健康法は非常にシンプルで効果が高いと言えるでしょう。

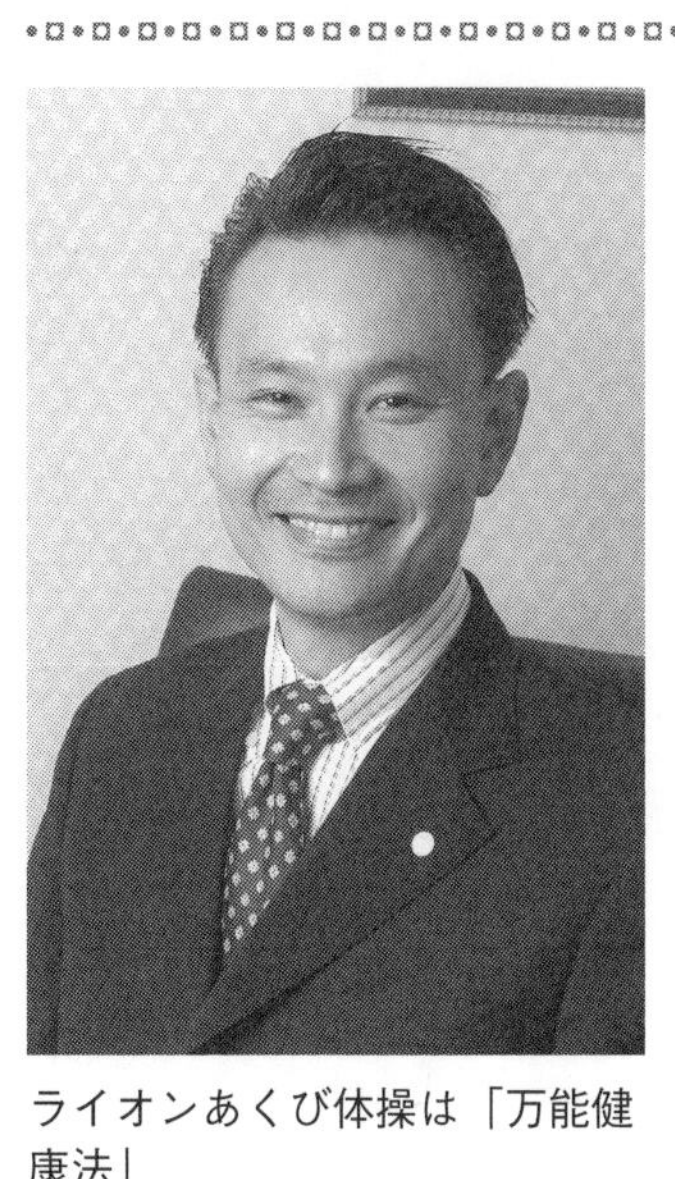
ライオンあくび体操は「万能健康法」

国は医療費に莫大な国家予算（約30兆円）を割いていますが、この健康法を予防医学としても、対症療法としても活用することで新たな可能性が開けてくると感じています。
ライオンあくび体操は「万能健康法」ですが、健康になるだけでなく、右脳の能力開発にも繋がるのではないかと考えています。なぜなら脳幹は直感力を磨く源だからです。

駒川先生がライオンあくび体操を開発したことは、大げさではなく日本の国益ではないかと考えています。とにかくいいものなので、現在は知り合いにもどんどん紹介しています。実践した人は、皆口をそろえて「楽になった」と言います。この輪が広まってほしいと思います。

5章

脳幹（間脳）は すべての生命活動を司る健康の要

脳幹は人体の生命を管理する中枢

ここまでは間脳を活性化することが健康の基本中の基本であるというお話をしてきました。そこで、この章では間脳を含む脳幹について述べていくことにします。脳幹を知ることで、さらに間脳の重要性を知っていただけると思うからです。

脳は大脳と小脳と脳幹という三つの部位で構成されています。

このうち大脳はいわゆる、左脳や右脳といわれている場所で、この部分は高等動物になっていくほど発達していきます。具体的には前頭葉、側頭葉、頭頂葉、後頭葉と呼ばれる部位で構成されていて、主に言語や思考、記憶などの複雑な機能を司っています。

小脳は人間の平衡感覚を制御しています。立つ、歩く、走る、座るなどの行動に必要な感覚です。

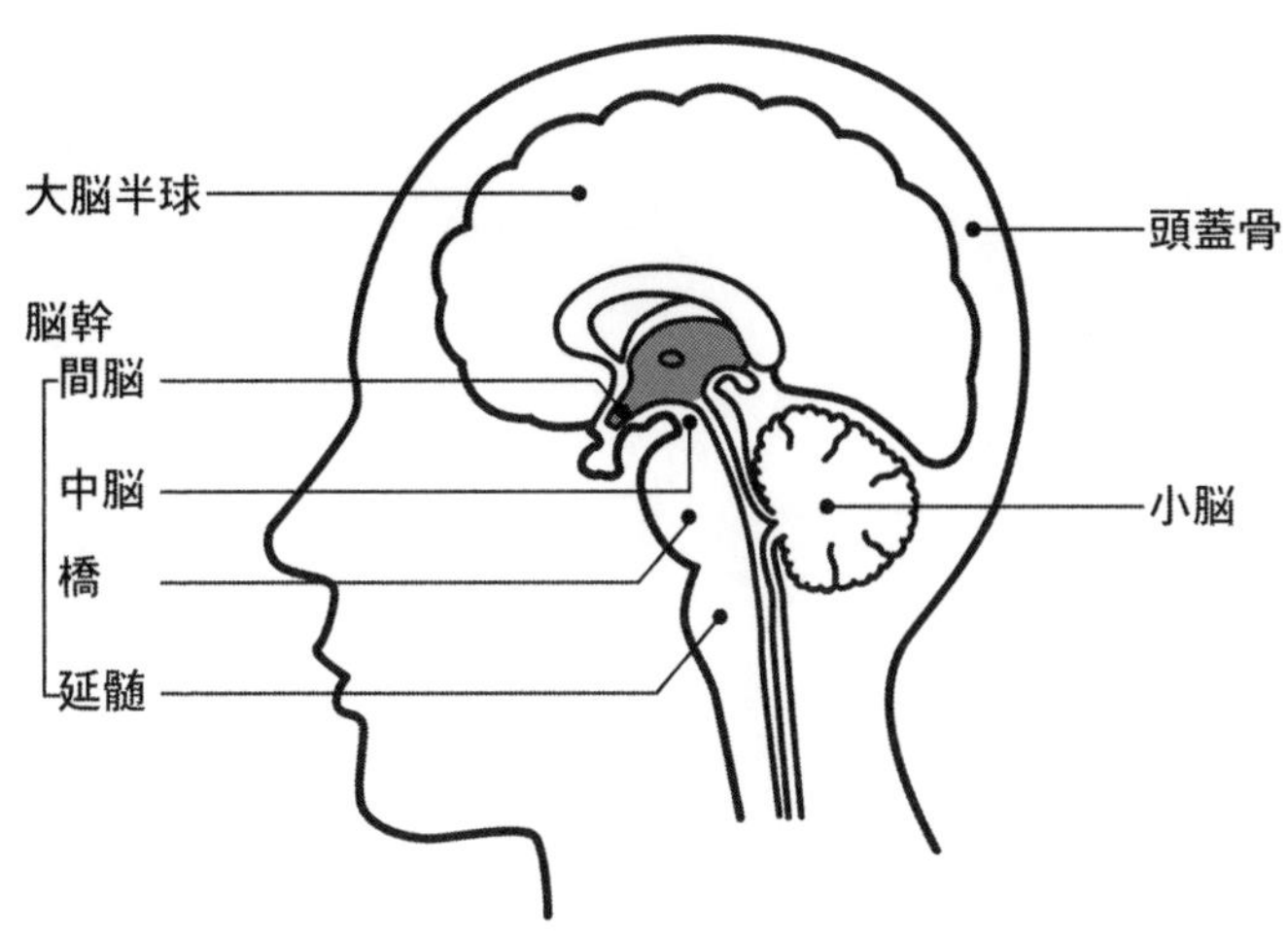

脳幹は、大脳の奥、脳の中心部よりやや下に位置しているところにあります。頭の外から見ると、後頭部の奥、鼻の奥の辺りにあり、脳の一番奥深くに存在しています。もちろん、直接触れることはできません。

脳幹は生命の根本的な機能をすべて管理しています。そのため、原始脳、生命脳と呼ばれたり、爬虫類以上の全生物が持っているので爬虫類脳と呼ばれたりすることもあります。それだけ生物にとってなくてはならない働きをしていると言えるでしょう。

たとえば、大脳が死んだ状態を植物人間と呼びますが、脳幹が死んだ状態は脳幹死と呼び、もう生き返ることはなく、すぐに心停止状態になります。医学的にも、脳幹で生死を判別しているのです。言ってみれば脳幹は、生命を維持するためのコントロールセンターなのです。具体的には自律神経、内分泌系、免疫系、そして姿勢や筋肉のコントロールセンターの役割を担っています。

- 自律神経のコントロール
- ホルモン分泌の管理
- 呼吸の管理
- 体温の管理
- 睡眠の管理
- 食欲の管理
- 感覚の管理
- 歩行や姿勢の制御

脳幹が活性化すると多岐にわたる効果が期待できる

脳幹は間脳（視床、視床下部、下垂体）と中脳、橋、延髄から構成されています。そのなかでとくに私が注目したのが間脳です。これまでお話ししてきたように、この間脳が活性化すると、生命エネルギーが間脳から大脳や下位脳幹部を通って全身に流れはじめます。その結果、バランスを崩していた筋肉や骨格が調整され、内臓機能も活発に働きだします。

私の経験では、現代人の多くの間脳エネルギーの活性率は、本来の20～30％程度にまで低下していると感じています。それを100％まで高めることが、健康になるための基本なのです。

これまでライオンあくび体操を実施したことで起こった主な体の変化を次ページの表にまとめておきます。

・体の重心が整う
・骨格や関節の歪みが整う
・筋肉の緊張が緩み、無駄な力みがなくなる
・関節に柔軟性が出る
・内臓機能が活発になる
・基礎体温が上昇する
・熟睡できるようになる
・疲労感が消失する
・食欲が適正化する
・精神面が安定する

現代人の過剰な食生活が生命エネルギー不足を招いている

先に述べましたが、肩こりや腰痛などの慢性的な疾患の修復に生命エネルギーが回

りにくいのは、その優先順位が低いからです。優先順位は生命への影響度が高いほど高くなります。

意外に思われるかもしれませんが、消化活動の優先順位は高くなっています。ちょっと考えてみてください。食事をしたけれど、内臓が「今日は生命エネルギーが足りないので、明日消化することにします」と言って休んだとしたら、どうなると思いますか。食べ物が体内で腐り、それこそ生命の危機に陥ってしまいます。

じつは、食べ物の消化にはかなりの生命エネルギーが使われています。フルマラソンに相当するエネルギーを使っているという計算も出ているそうです。これは大変な生命エネルギーの消費になります。

もし、食べ物を消化するだけの生命エネルギーが不足しているとしたら、体は食欲をなくすか、吐き出すかで対応しようとします。

たとえば酷い熱が出たときは、ものを食べることができなくなります。体内で病原菌と戦うことが優先されるので、食べ物を消化するための生命エネルギーを回せないからです。

慢性的に疲れているという人のなかには、食べすぎの方も多いようです。日常的に大量の生命エネルギーを消化に使っているため、体の回復に必要な生命エネルギーを十分に回せないからです。たとえば断食の後に体が楽になるのは、消化に使わずに済んだ生命エネルギーが体力の回復に使われるからです。

体は本来、体力を十分に回復させるだけの生命エネルギーを持っています。ところが、その生命エネルギーが食べすぎによる消化のために消耗されてしまい、体の回復力を低下させているのです。現代人が体の不調を抱える原因のひとつは、過剰な食生活にあると言っても過言ではありません。

時間で食べている現代人

ここで皆さんに質問をしてみたいと思います。

「あなたは、本当にお腹が空いたのを感じて食事を摂っていますか？」

この問いに「はい」と答えられる人はそう多くないと思います。現代人は、体が欲しているというよりも、7時に朝食を食べ、12時に昼食を摂るといったふうに、時間を判断基準にして食事を摂ります。これは体の要求に反する行為です。

お腹が空いていなくても、習慣で食べているのです。本当は、童謡にもあるように「お腹と背中がくっつくぞ」という状態になり、お腹がグーッと鳴ってから食べるのが望ましいのです。

もし、食事の時間を、家族や友人たちとのコミュニケーションの場として大切にしたいのであれば、その時間になったらお腹が空くように、予め食べる量を調整しておけばいいのです。

適度な食事を摂れるようになると、その分、生命エネルギーの消費が少なくなり、体の回復に生命エネルギーを使うことができます。生命エネルギーを送る間脳の負担も減り、活性化するので、感覚機能も復活します。そうなれば、自分の体にとって必要な食べ物かどうかも直感的に判断できるので、その点でも食べすぎを防ぐことができるようになります。

私がおすすめするもっとも理想的な食事方法は、お腹が空いたら食べるということです。食べすぎが生命エネルギーの消耗につながり、肩こりや腰痛、疲労などの症状の改善に必要な生命エネルギー不足を招いていることがわかると、きっと食事に対する意識も変わってくるはずです。

脳幹（間脳）の働きを低下させるミネラル不足

現代人は脳幹（間脳）の機能が低下しているとお話ししましたが、その原因のひとつに、食事と一緒に摂り入れる栄養素の問題があります。

一般に栄養素は、多量栄養素と微量栄養素の二つに分類されます。タンパク質、脂肪、炭水化物などを多量栄養素と呼び、微量ながらも人の成長や代謝機能を維持するために欠かせない栄養素を微量栄養素と呼びます。この微量栄養素に含まれるのが、ビタミンやミネラルなどです。

ビタミン不足の危険性についてはかなり知られていますが、じつはそれ以上に深刻なのがミネラル不足です。もはや食べ物で摂ることが難しい状況になっています。なぜなら普段の食べ物自体に含まれるミネラルが激減しているからです。

まさしく新型栄養失調症の状態にあります。新型栄養失調症とは、栄養バランスに気をつけていても対処が難しい新しい栄養不足のことです。

脳幹（間脳）が元気一杯に活動するには、この微量栄養素のミネラルが必要不可欠です。先ほど食べすぎのお話をしましたが、つい食べてしまうのは、食べ物に含まれる微量栄養素が少ないため、もっと食べるように体が求めた結果という側面もあるのかもしれません。もし良質のミネラルを摂るようにすれば、体が「もうミネラルは足りましたよ」と信号を送ってくれるので、食事の量が自然に適量化することもあります。

脳幹（間脳）を活性化するには、ライオンあくび体操を行ないながら、ミネラルの摂取を心がけることもおすすめです。実際にどのようにミネラルを摂ればいいのか、詳しくは次章で述べることにします。

脳幹(間脳)の働きを鈍らせるさまざまな要因

食生活のあり方が脳幹(間脳)の働きを低下させることはすでに述べましたが、ここでは、私の施術体験から間脳に悪影響を与えると思われるその他の要因について述べることにします。

●思考習慣

止むことのない思考によって脳幹(間脳)が疲弊していくことは先に述べましたが、そのなかでも、否定的な思考はさらに脳幹(間脳)に悪影響を与えます。

現代の複雑な生活のなかには、見たくないもの、避けたいもの、耳ざわりな騒音などがあふれています。それらと向き合っていると、どうしてもストレスとして蓄積されていきます。ストレスは脳幹(間脳)の大敵ですから、できるだけ溜めないようにしましょう。それには、否定的な情報を可能な限り避けたり、否定的な言葉を発しないようにしたりすることです。否定的な言葉を発するだけでも、間脳は微妙に反応します。

脳幹（間脳）が活性化すると、意識エネルギーも高まるので、ネガティブな思考や感情に振り回されることなく、気持ちが楽になり生きやすくなります。

●化学物質

口や鼻から入ってくる化学物質はもちろんのこと、皮膚からも経皮吸収によって化学物質が体内に入り込んできます。たとえばシャンプーやボデーソープにも化学物質が含まれています。

虫を寄せつけないための芳香剤や煙にも化学物質が含まれていますし、とくに女性の利用が多いカラーリングの染毛剤にも化学物質が含まれています。長年カラーリングをしていた人の頭蓋骨がカラーリングの色に染まっていたという話を聞いたこともあります。

そのほか、生理用品に使われている水分吸収剤や漂白剤も同じような危険性があります。皮膚に接触させるものにも気を配る必要があります。

●電磁波

今の時代、電化製品に触れたり、携帯電話やパソコンなどを扱ったりすることが圧倒的に多くなっています。その結果、体が電磁波にさらされる時間も増えています。このことで間脳の機能低下が起こりますが、この状態はある程度避けられません。

そこで対策として、ときには裸足で歩くことをおすすめします。裸足で土の上などを歩いていると、体に溜まった電磁波が地面に放出されます。たとえば、たまには海などに行って砂浜を裸足で歩くのもとてもいいと思います。

木を触るのもいいでしょう。金属のドアノブを触る前にパッと木に触れると、木が緩やかに静電気を流してくれますが、電磁波も木に触れると放出されます。

お風呂に粗塩などミネラルが豊富な天然塩を入れるのも効果的です。また、良質なミネラルを飲んでも同じような効果が期待できます。

●その他の要因

〈靴〉

人は本来、裸足で歩くようになっています。足の5本指で大地を鷲づかみにして、上体のバランスを取りながら歩くようにできているのです。ところが、地面からの衝撃を和らげるために人類は履物を利用するようになりました。

それでも、足を強く拘束しない履物であればいいのですが、現代ではファッション性が重視されるため、足の形に合わない靴を履くことがあまりに多くなりました。指の動きが制限されたり、かかとの高い靴によって重心のバランスを崩したりすることが起こっています。

その結果、歩くほどに体は不安定となり、背骨や骨盤が歪んできます。変形性膝関節症や外反母趾なども増えています。

本当は、服飾品のなかで、もっともお金をかけて慎重に選ばなければならないものが靴なのです。

〈歯科治療〉

歯は脳の近くにあるため、歯の治療は脳幹（間脳）にも影響を与えます。もちろん歯そのものは治療しなければなりませんから、仕方がありません。ぜひ、治療後はライオンあくび体操を行なって間脳を活性化するようにしましょう。

〈習慣的な動作〉

肘枕をしながらテレビを見たり、読書をしたりする。あるいは、長時間パソコンなどを使う。こうしたときの姿勢や動作はどうしても体の負担になりますし、間脳の機能低下を招きます。気になったら、ライオンあくび体操をするようにしてください。

コラム 思考習慣に影響される治りの速度

思考習慣の違いによって、体の不調の回復に違いが出てくることがあります。

たとえば、頭痛、肩こり、腰痛がある方に経過を尋ねたとき、笑顔で「おかげ様で頭痛が治まりました」と良くなった点に目を向ける方は、一般的に改善が早い傾向があります。「肩こりは？　腰痛は？」と尋ねると「それはまだですが、頭痛はなくなりました」と、悪い部分に意識を向けないのです。

一方、同じような経過をたどっていても、「肩こりも腰痛もある」と悪い部分にばかり目を向ける方がいます。「頭痛はどうですか？」と尋ねると、「ああ、頭痛は治まりました。でも、肩こりと腰痛がまだです」と返答されます。こういった方は治りが遅い傾向があります。

このことは、40年近くの施術体験を通して感じてきたことです。

健康のために行なわれる食事療法にも同じことが言えます。

「○○を食べてはいけない」「○○を食べないと健康になれない」「病気にならないために○○を食べる」といった思考の強い方ほど、せっかく食事療法を行なってもあまり効果が出ないようです。

ベジタリアンや食養生をしている人が意外に病気がちだったりします。それは常に「病気にならないようにしなければいけない」という怖れがあるため、そのイメージが現実になってしまうのです。

もし本当に健康になりたいのなら、怖れからの思考に意識を向けるのではなく、「○○を食べて、今よりも元気になろう」「ますます健康になろう」と思うことです。ポジティブな意識をベースに食生活を楽しんでいる人は、そのイメージ通りに健康になっていきます。そうした思考習慣を持っていたほうが、間脳の生命エネルギーを低下させないということを知っておいてください。

体に責任を持てるのは本人しかいない

多くの方は体に不調が現れたとき、その不調を取り除くことを医師や施術家などの専門分野の人々に委ねます。私の治療院でも、「痛みを取ってほしい」「症状を何とかしてもらいたい」という方が多くいらっしゃいます。

もちろん、ときには専門知識を持つ医師や施術者に助けてもらうことは必要です。

ただ、体の不調や症状は、自分自身を守るために起こっている必要な作用であり、言いかえれば、その人の生き方に関する体からのメッセージでもあります。痛みや不快な症状を取り除くだけでは、本当の問題を解決したことにはなりません。

もし、体に不調をきたしたのなら、その体を使ってきた責任を取って、それまでの生き方を振り返る必要があります。それをしない限り、本当の意味での健康を取り戻すことはできません。

不調を感じたら、まずは「その原因はどこにあるのか？」「自分自身を健康にするためにできることは何だろう？」と体の声に真摯に耳を傾けてほしいと思います。

間脳を活性化させ、自然治癒力に委ねていくと、必要な癒しが順番に起こってきます。是非、それを体験していただき、自分の体は自分でメンテナンスできるのだということに気づいていただきたいと思います。

眠りと脳幹（間脳）のダイレクトな関係

ライオンあくび体操を行なうと、「すぐに眠くなってしまって、2分も続かない」という方が多くいます。また、不眠で悩んでいる方からも「びっくりするくらいよく眠れるようになった！」という感想を多くいただいています。

それがなぜなのか、脳幹と睡眠との関係を脳神経外科医の沼田光生先生（海風診療所院長）に説明していただきました。

私は脳を専門に扱っています。脳幹は脳のいちばん内側にあり、頸椎にはまり込む

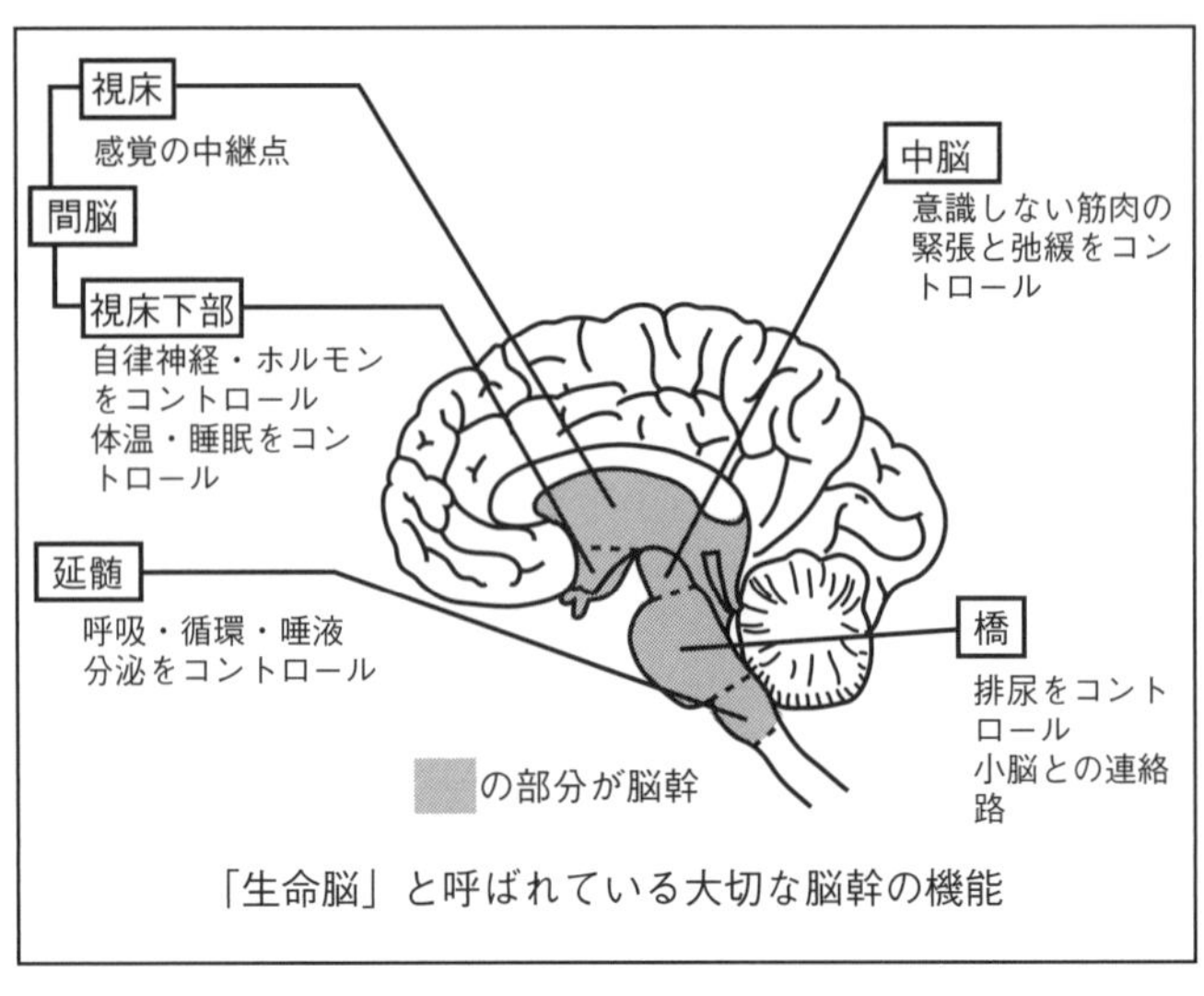

「生命脳」と呼ばれている大切な脳幹の機能

ように存在しています。手の親指よりも少し大きいくらいのとても小さな臓器ですが、その機能としては、血圧、脈拍、呼吸のコントロールなど、生命維持に欠かせない役割を担っています。それが、脳幹が「生命脳」と呼ばれる所以です。

脳幹の視床下部と呼ばれるところに、睡眠・覚醒のスイッチがあります。もし、脳幹の機能が低下すれば、睡眠・覚醒のスイッチの調整も不調となります。そうなると、不眠症に陥ったり、場合によっては日中に急に眠ってしまうナルコレプシーという症状に陥ったりすることもあります。

脳幹機能が低下する大きな要因として、

次の三つがあげられます。

①大脳新皮質の過剰興奮により脳幹の機能が乱される

人は他の動物たちよりも巨大な大脳新皮質を持っており、なかでも前頭連合野が巨大化しているのが特徴です。前頭連合野とは、五感で集めた情報を整理、統合し、さまざまな価値判断や意思決定をする場所です。

人はこの前頭連合野の活動によって独自の創造性を発揮し、多様な文化や文明を生み出しました。ただ、この前頭連合野があまりに過剰に働きすぎて、動物として適した状態からかけ離れた環境を生み出すことにもなりました。そのため、適応障害を起こしている方が多くみられます。

とくに、現代社会からもたらされるストレスは、大脳新皮質の過剰な働きに繋がります。大脳新皮質が過剰に働くと、その内側にある脳幹に悪影響を与え、脳幹の機能が乱されることになります。

②上部頸椎の歪みにより脳幹が圧迫され機能不全に陥る

脳幹は上部頸椎にはまり込むように存在しています。脊椎に歪みがあると、脳幹を圧迫することになります。

③栄養の問題

脳幹の睡眠・覚醒のスイッチが正常に働くために欠かせない物質として、メラトニンという物質があります。その物質の原料として必要なのがトリプトファンというアミノ酸やB_3、B_6、B_9などのビタミンB群、鉄、マグネシウムなどです。

それらが欠乏していると、メラトニンの生成に障害が起き、睡眠障害に至ることになります。

これら三つの要因のいずれかによって、脳幹が機能障害をきたすと、睡眠障害が起こることがあります。

脳幹と睡眠は密接な関係にあります。脳幹の機能を正常化することができれば、質の高い睡眠をとることが可能になるでしょう。

コラム　長年求め続けた末にやっと出会えた究極の技術

鍼灸治療院院長

国家資格を取得後、治療院の院長を務めながらも、均整、整体、気功、双極などの学校に通い、さまざまな施術法、技術を研鑽してきました。精神世界も勉強し、気がついたら30年が経っていました。

それだけの年月をかけても、自分自身を納得させる技術を取得することはできませんでした。

「人にできることは、もしかしたらここまでなのかもしれない」と自分自身を納得させようとしていたとき、ライオンあくび体操に出会いました。最初は、ただただたいへんな衝撃を受けました。その日は、パニック状態のまま家路についたのを覚えています。

さっそくインターネットで調べると、神戸で正規のセミナーコースがあることがわかり、出席することにしました。その選択は正解でした。

私自身、長年、より良い施術を求め続けてきた経験があるのでよくわかるのですが、間脳を活性化させると、自己治癒力が高まるだけでなく、体の中心が定まり、直感力が鋭くなり、ひらめきが起きやすくなります。それなのに、小さなことにはあまりこだわらなくなり、本当の自分の人生に向き合おうと思えるようになります。

私の治療院でも、施術の最後にライオンあくび体操をしていただくようにしたところ、「今までで体がいちばん楽になった」という感想が増えました。

ライオンあくび体操のやり方はいたってシンプルです。誰でもできるし、どこでもできます。ただ、シンプルなのに、とても奥が深い健康法だと思います。単に病気を改善することに留まらず、予防法としても優れています。アスリートをはじめ、芸術家、武道家、職人、教師、学生などが自分の能力を向上させるのにも有効です。21世紀の自己調律ツールになると確信しています。

このライオンあくび体操は、駒川先生が長い臨床経験の上に作り上げたものです。これから、さらに進化する可能性も秘めています。今後、このライオンあくび体操がたくさんの人たちに知られ、どのように活用されていくか、とても楽しみです。

6章

ライオンあくび体操の効力は ミネラルで大幅にアップする

ミネラルは自然治癒力に欠かせない栄養素

脳幹（間脳）が元気一杯に活動するには良質のミネラルが必要不可欠であるとお話ししましたが、生命エネルギーがスムーズに流れるためにもミネラルが必要です。

現代人が十分な栄養素を摂れていないことは、たくさんのクライアントの体を見続けてきた私にも手に取るようにわかります。

40年近くこの仕事をしているので、私がまだ20代のころには明治生まれ、大正生まれのクライアントの体に触れてきましたし、骨の様子もレントゲン写真などで数多く見ていました。

もちろん、最近のクライアントの様子も知っていますが、その当時の方たちの骨と現代人の骨を比べると、その大きさや太さがまったく違うことに驚かされます。それは、現代に比べ当時は体をよく使ったことと、骨を形成するのに欠かせないカルシウムなどの栄養素を食事から十分に摂れていたからだと思います。

それに比べて現代人の栄養素不足を痛感していたので、施術の研究を進める一方で、体の機能を回復させるのに効果のありそうな栄養素を探しはじめました。

するとあるとき、自分が試していた栄養素のうちの一つであるミネラルが、脳幹（間脳）の活性化に非常に有効であることがわかってきたのです。

そこで、この章では脳幹（間脳）の活性化と、生命エネルギーの伝達をよりスムーズにしてくれるミネラルの働きについて見ていくことにします。

今、ミネラルについてわかっていること

ミネラルは五大栄養素のうちの一つです。五大栄養素とは、人の体が正常に活動するために必ず必要な栄養素で、タンパク質と糖質、脂質、ビタミン、ミネラルの5つです。

このうちタンパク質と糖質、脂質、ビタミンは一般的によく知られていると思います。これらの栄養素は、植物や動物の体内で作られます。とくに植物の場合は、土の

中から必要な栄養素を吸い上げ、ビタミンなどを体内で合成しています。

ただ植物によって、どの栄養素が豊富かは異なります。人参はビタミンAが豊富、イチゴはビタミンCが豊富です。それらのビタミンを動物や人間が摂り入れますが、なかには動物の体内においてのみ変換されるビタミンもあります。

ところが五大栄養素のひとつであるミネラルだけは、植物や動物が体内で作り出すことができません。そのため、すべて外から摂り込むしかありません。私たち人間は、その植物や動物を通してミネラルを摂取したり、鉱物から滲み出た水分などから摂取したりしています。

そうしたミネラルが体内でどんな働きをしていると思いますか。カルシウムやナトリウムなど一部のミネラルの働きについては聞かれたことがあるかもしれません。しかし、ミネラル全般に関しては、まだよくは知られていないと思います。

くり返しになりますが、ミネラルは、ビタミンと違って植物や動物が作り出すことはできません。そのため、人間や動物はミネラルを外から摂取しなければ欠乏症状を引き起こすことになります。

今わかっているミネラルの主な働きは以下のようになっています。

・生命力のカギとなる「酵素」の働きを助ける。
・骨や歯、血液、ホルモンなど体のさまざまな組織の成分になる。
・細胞が栄養を吸収して、老廃物を排出する。
・他の栄養素の吸収を助ける。
・神経伝達を助け、筋肉を動かし、脳の機能を高める働きを促進する。

ミネラルが不足すると何が起こるか

ミネラルが不足すると心身にどのような問題が起こるか、一般的にもかなり認識されるようになっていますが、それらをまとめると次のようになります。

・体がだるく、エネルギーが不足している感じがする。すぐに疲れる。無気力
・よく風邪をひきやすく、一度ひくと治りにくい
・落ち着きがなく、ちょっとしたきっかけでイライラしたりしやすい

・緊張しやすく、ストレスに弱い
・集中力が長く続かない
・もの覚えが悪い
・頭がよく痛む
・筋肉が硬く、よくけいれんしたり、つったりする
・関節に痛みを感じる
・血圧が高く、動悸・息切れがする
・それほど油っぽいものを食べているわけではないのに、血中のコレステロール値や中性脂肪値が高い
・血糖値が高くなりやすく、うまくコントロールできない

生態系の中で循環しているミネラル

もともとミネラルは、土や海や川などの自然界の中に存在しています。そして、自

多量ミネラル（体の中に多く含まれるミネラル）

・ナトリウム
・マグネシウム
・リン
・硫黄
・塩素
・カリウム
・カルシウム

微量ミネラル（体の中に微量に含まれるミネラル）

・クロム
・マンガン
・鉄
・コバルト
・銅
・亜鉛
・セレン
・モリブデン
・ヨウ素

然界と生物の間を循環しています。たとえば、土の中に含まれているミネラルは、植物に吸い上げられ、その植物を人間が食べるか、植物を食べた動物の肉を人間が食べることで体内に摂り込まれます。

そうして人間の体に入ったミネラルは、必要がなくなれば体の外に排出され、やがて土に戻されます。それがまた植物に吸収されます。そのようにしてミネラルは、生態系の中で循環しているのです。

この地球上に存在するミネラルは１００種類以上あります。そのうち、効果が解明されていないものも含めて学術的に体に必要とされるミネラルは72種類であると、分子矯正医学を確立し、ノーベル賞の受賞者でもある天才科学者のライナス・ポーリング博士は述べています。

一方、厚生労働省で定められた健康増進法施行規則（2003年4月30日厚生労働省令第86号）の第11条では、表にある16元素が人間にとって必要なミネラルであるとされています。

この16元素のうち13の元素（ナトリウム、マグネシウム、リン、カリウム、カルシウム、クロム、マンガン、鉄、銅、亜鉛、セレン、モリブデン、ヨウ素）は、食事摂取基準の対象として、同じく厚生労働省によって定められています。

ところが前述したポーリング博士は、人は10数種類のミネラルだけでは健康を維持できないと述べています。厚生労働省の提言とポーリング博士の主張に違いがあるのです。

ただし、これはある意味、仕方がないと言えるでしょう。カルシウム、カリウム、ナトリウム、リンなど体に多く含まれる多量ミネラルや、鉄やマンガンなどの微量ミネラルに関してはかなり研究が進められていますが、超微量ミネラルに関しては近年やっと、これらが体内で有用な働きをしていることがわかってきたからです。

体を25メートルプールにたとえると、超微量ミネラルはそこにスポイト1滴を垂らしたぐらいの量です。そのため、少し前までは、そんなミネラルが体内にあることさえ知られていませんでした。当然、研究もほとんど進んでいません。

そのようにまだまだ未解明なことが多いとはいえ、体がこうした超微量ミネラルも含めてミネラルを必要としていることは間違いありません。食事摂取基準にあげられた13種類のミネラルは、体に必要な最低基準のミネラルと考えたほうがいいでしょう。

私の施術体験からも、13種類のミネラルだけでは十分とは言えません。

ミネラル摂取がますます難しくなっている

現代人のほとんどがミネラル不足に陥っています。この不足の一番の理由は農業問題によるものです。日本は戦前までは、地産地消といって、その土地で収穫した物を食べ、排泄物を堆肥にして土に戻していました。それによってミネラルも自然界の中を循環していました。

しかし、戦後、下肥が使用されることがなくなり、人間の排泄物は下水から川や海に流されるようになりました。栄養素を土に戻せない仕組みを作り、ミネラルの循環を壊してしまったのです。

現在、農業では土壌のミネラル不足を解消するために、化学肥料の中にミネラルを入れています。しかし、使用されるミネラルは多くても3～7種類だけですから、その土壌で育つ作物に含まれるミネラルの種類も少なくなっています。それでは、人の体に必要なミネラルを補うには十分ではないのです。

また、農業指導の専門家は、化学肥料を使っても土壌のミネラルバランスを復活させることは難しいと言っています。化学肥料をくり返し投入すれば、その中に含まれる数種類のミネラルを土壌に補えるでしょうが、それ以外のミネラルは、作物が土壌から吸収し続けるので、大抵は3、4年で枯渇してしまうからです。

農業には有機栽培という言葉があります。これは一見、良い農作物を育てると思われるかもしれません。もちろん化学肥料や農薬に頼ってばかりの農業よりは自然や体に優しいでしょうが、どんな有機肥料を使っているかが問題です。突き詰めると、「果たして十分なミネラルが得られるのか」と疑問になってきます。

大抵の有機栽培の肥料に混ぜられているのは鶏糞や牛糞です。その鶏や牛は、輸入品の穀物や牧草などの飼料を食べています。その餌にミネラルがどれくらい入っているでしょうか。

餌の中にミネラルが含まれていなければ、たとえ鶏糞や牛糞を使ったとしてもバランスの良いミネラルは土壌に供給されません。有機栽培の農作物だからといって、ミネラルが足りているとは限らないのです。

世界でもミネラル不足は問題になっています。少し前のことになりますが、1992年のブラジルのリオデジャネイロで開かれた第1回地球環境サミットでは、過去100年間における農地のミネラル枯渇度合について、「世界の農地から平均的に70％ものミネラルが失われてしまった」と発表されました。その発表から30年近く過ぎますが、今ではさらに深刻な状況になっているのは間違いありません。

世界でもこうした土壌で農作物が作られていますので、ミネラルはどうしても足りなくなります。そうした農作物が流通の発達で、日本国内にも入ってきています。店頭に並ぶ食品が豊富になったようにも見えますが、その土地その土地で栄養素、ミネラルを循環させるシステムからはますます遠ざかっています。

これは世界規模の問題です。もはや、「できるだけ外食は控えて、家で野菜を摂るようにする」という次元で対応できる話ではないのです。

ミネラル不足を加速させる現代社会

環境問題もミネラルの循環の崩壊に大きな影響を与えています。もともとは、木々の落ち葉や動物たちの糞などに含まれるミネラルが山から川に流れ出ていたのに、人工林やダムなどが作られた結果、そうした流れが途絶えてしまいました。

山のミネラルが川に流れ出ないと、海までたどりつかないことになります。するとどういうことが起こるでしょうか。まず、ミネラル不足で藻やわかめなどが生えず、赤潮が発生したりします。海底が何もない砂漠地帯になってしまい、魚が寄りつかなくなります。

一方、海での漁の減少を補うために養殖魚が期待されていますが、ここにも問題があります。それは、養殖魚に使われている餌です。そこに含まれているミネラルに偏りがあるのです。ですから、天然魚のような栄養バランスは期待できません。

ミネラル不足を加速させる要因は、食材の処理過程にもあります。たとえば、水煮食品の場合ですと、素材は主に海外から調達され、現地の工場で何度か水煮処理をします。その煮出したお湯の中に、素材に含まれている多くのミネラルが流れ出てしまいます。

工場側は作業の効率上、そのミネラルを豊富に含んだお湯を捨て、素材のみをパックにして日本に輸出します。日本では、その食材に風味や味、匂い、色などがつけられ、惣菜や加工食品となって市場に出回ります。

冷凍食品も同じです。冷凍食品が解凍されると水分が出ます。このとき、水分と一緒にミネラルも流れ出します。コンビニ弁当で多少野菜のものを選んでも、実際にはそれらの食材の中にはミネラルをはじめ栄養素はほとんど含まれていないのが現状です。

通常、行政や専門機関が発表している栄養素の数値は、食品成分表を基に「人参が何グラム」「ジャガイモが何グラム」ということから計算しています。しかし、実際には水煮や冷凍食品になってしまうと、ミネラルやビタミンの栄養素などは加工の段階で外に流れ出てしまうので、実際の成分量とはかなり違ってきてしまいます。数値どおりには栄養を補うことはできません。

食材の栄養素を実際に計測しているいくつかの機関があります（食品と暮らしの安全基金）。私はそういった機関の出す情報をよく見ていますが、スーパーやコンビニエンスストアで売っている弁当を実際に分析すると、いくら食べても栄養価がほとんどないような数値になるようです。

このような状態を確認するたびに、「現代では、よほど注意をしないと健康を守っていくことができない」と感じずにはいられません。

もはやミネラル摂取は危機的局面を迎えている

ミネラルには体の中の不要になったものを外に出す作用もあります。いわゆる女性に人気のデトックス効果（老廃物を排出させる）といわれるものです。化学調味料や食品添加物などに含まれる化学物質が体内に入ってきたとき、ミネラルは化学物質と結合して体の外に出してくれます。

とはいっても、現代の食品に含まれる化学物質は増える一方です。いくら体内でミネラルがデトックス効果を発揮しても間に合いません。しかも、体内のミネラルは減少し続けていますから、デトックス効果も十分機能しなくなっていると懸念されます。

また、コンビニエンスストアのお弁当やサンドイッチには添加物としてリン酸塩（pH調整剤、アミノ酸などの調味料、かん水）などが入っています。これら添加物の中に多く入っているリンやナトリウムなどは、適量であれば体に良い効果をもたらしますが、過剰摂取されると体に必要な微量ミネラルと結合して、体の外に運び出してしまいます。

その結果、たとえ必要なミネラルが体に少し入ってきたとしても、体内の不要なものを排出するデトックス作用に使われてしまうか、添加物に含まれる過剰なリンやナトリウムと結びついて外に排出されてしまうのです。

現代のミネラル摂取は、危機的局面を迎えています。それは、ミネラルが欠かせない間脳の活性化にとっても大きな問題です。もちろん、生命エネルギーや自然治癒力のことを考えても重大な問題です。

クライアントの体が教えてくれたミネラル不足の深刻さ

私自身、現代の食環境の酷さは理解しているつもりでしたし、現代人のミネラル不足への問題意識はありました。しかし、実情がそこまで深刻だとは思ってもいませんでした。

その深刻さを本当に理解したのは、6、7年前、クライアントの方々に現代の酷い食事情を補える良いミネラルがあれば紹介したいと思ったのがきっかけでした。

さっそく手に入る限りいろんなミネラル含有の食品やサプリメントを集めてみました。目安はミネラルの多様性とバランスですが、なかなか条件に適うものが見つかりませんでした。そんななかでようやく出会ったものがあります。

このミネラルとライオンあくび体操を組み合わせて試してみると、今までに経験したことのないほど間脳の活性化がさらに高まり、生命エネルギーが流れ出る勢いがさらに増すのが感じられました。それは、誰よりも私自身がミネラルの効果を体感した瞬間でもありました。

それ以後、施術の場でもそのミネラルを摂ってもらうようにしたところ、クライアントの間脳の活性化と生命エネルギーの流れがそれまで以上に高まり、健康に向かうスピードが速くなることが確認できました。

クライアントを通して、現代人はミネラルが不足がちなのではなく、体の機能を正常に働かすことができないほどミネラルが足りていない危機的な状況にあることを再確認できたのです。

ちなみに、ビタミンの研究で有名なアール・ミンデル博士が「ビタミンは重要なものだが、ミネラルなしでは何もできない」と指摘していますが、ビタミンの働きは、ミネラルなしでは成り立ちません。それくらい、ミネラルは私たちの体に不可欠な栄養素なのです。

少しの添加物の摂取でも生命エネルギーが落ちる

ここまでミネラル不足が健康に与える影響について述べてきましたが、そのことも含めて、本来、健康を維持できるはずの人間が健康を失いはじめた大きな要因の一つは食生活が変化したことにあります。

私が開催しているライオンあくび体操の指導セミナーの場でのことです。午前中、ライオンあくび体操を実践してもらい間脳を活性化させた後、昼休みになりますが、ほとんどの方は外食して戻って来られます。ところが午後のセミナーがはじまって生命エネルギーの流れを確認すると、すでに流れが少し低下していることがよくあります。

何を食べたのかを聞くと、「無添加の食材を使っているというお店で食べた」「体に良さそうな食材を使っているお店で食べた」などと答えられる方もいます。

皆さん、けっこう食べ物に気をつけられているのですが、それでも生命エネルギーの流れに変化が出てきます。そこで、セミナーのたびに、食べ物と生命エネルギーの関係をチェックするようにしました。その結果、たいていの食事には加工食材が含まれていて、そのために生命エネルギーがすぐに低下することがわかったのです。

いかに無添加と言われようと、食材を仕入れる前にどんな処理をされているかまではわかりません。私たちは日々、知らぬ間に食べていることが多いのです。

とはいっても、現代の食事情では完全に添加物を摂らないようにすることは難しいでしょう。ミネラルを十分に摂取していると、そうした添加物に含まれる化学物質を排泄してくれます。その点でも、ミネラルの摂取を心がけることは大切だと思います。

土壌づくりにもミネラルが不可欠

最近では自然農法といって、草も取らず、農薬も使わない農法で作物の栄養バランスを復活させようとする試みが全国各地で行なわれています。

そのひとつが「ミネラル農法」です。たとえば、熊本のある農家が無農薬、無化学肥料で、土壌にミネラルを使用してお米を作りました。すると、驚くべきことが起こったといいます。

普通、収穫されたお米は、食味値が測定されます。その農家のお米は、土壌があまり良くなかったせいか、それまでは食味値が家畜の飼料レベルである55前後だったそうです。一般的に評価の高いコシヒカリの食味値は80前後ですが、それと比べてもかなり低い数値でした。

ところが、土壌にミネラルを使用すると、食味値が一気に82まで上がり、コシヒカリの上位クラスと同じになったというのです。加えて、収穫量もそれまでの倍になり、熊本県の農家の間で話題になりました。今では県内で「ミネラル農法」を取り入れようとする農家が増えているそうです。

農業では2、3年続けて同じ作物を同じ土壌で作った場合、それ以上作物が出来なくなったり、病気になったりすることがあります。これを連作障害といいますが、じつはそれもミネラル不足が原因で起こっているといいます。「ミネラル農法」のように良質のミネラルを使うと、連作障害は起きなくなります。

人も土壌と同じです。子どもや家族の健康を守るためにも、積極的にミネラルを摂る努力が必要なのです。

ライオンあくび体操とミネラルで健康体に

人類は物質的に豊かな社会を追求する一方で、自らが健康でいるための環境を破壊してきました。そうした流れを個人の力で変えることは難しいですが、何もしなければ、ただ健康を損ねていくのを受け入れるだけです。私たちはそういうギリギリの環境の中で生活していることも知っておくべきです。今は、常に個人個人がより高い意識を持って、健康について考えなければいけない時代に入ったと感じています。

じつは、最近増えてきている新型のうつ病や発達障害、注意欠陥多動性障害（ＡＤＨＤ）などにも食生活やミネラルが関係しているという報告もあります。

本格的にミネラルを補うには、まずは食事から摂ることです。ただし、今は良質なミネラルを含む食材が少ないため、少々手間がかかるかもしれませんが、それでも意識してミネラル含有食品を摂ることをおすすめします。

最近では、ミネラルがたくさん含まれる無添加仕様の天然ダシなどもありますし、天然の塩、煮干しやわかめなどを利用するのもいいでしょう。生体ミネラルと呼ばれ、良質で多種類のミネラルをバランスよく含む飲料水などもあります。

先にも述べましたが、基本はできるだけ多種類のミネラルをバランスよく摂取することです。体内では、ミネラルは単体では効果が出にくく、多種類が総合的に作用するようになっているからです。

そしてミネラルをしっかり摂ることは、何より本書で紹介しているライオンあくび体操が間脳を活性化する働きを高めることにつながります。それによって生命エネルギーの流れがよくなり、自然治癒力がしっかり働くようにする。これこそが本書でいちばんお伝えしたいことです。

コラム　「腹の据わった人生」が一瞬で手に入った！

アクティブ・ブレインセミナー認定マスター講師　吉野邦昭

私は記憶術のトレーナーをしています。記憶術のセミナーでは、主に右脳を使い、イメージ力と集中力を高めます。そして、「脳の使い方」と「脳のしつけ方」を変えることで、脳の可能性を飛躍的に伸ばします。

私はこれまで、自分にあまり自信がなく、力強い人生を送るために「腹が据わる」という感覚をつかみたいと思ってきました。呼吸法や気などのさまざまなセミナーに参加してきましたが、なかなか実感を得ることができませんでした。

それがライオンあくび体操を行なった後、下腹の丹田と呼ばれる場所にギュッと力が入り、両足はしっかり地面を捉え、体の中に軸が通ったような感覚を経験したのです。

「まさに『腹が据わる』とはこのことだ。私が求めていた感覚はこれだ」と直感的にわかりました。これまで、ずっと探し求めていた感覚が、わずか数十分の健康法で手に入ってしまったことは、本当に驚きでした。

また、駒川先生に私の脳幹（間脳）の状態を診ていただき、「こんなに右脳の活性化した方は、初めてです」と言っていただけたことも、自信に繋がりました。

ライオンあくび体操は、頭蓋骨の中心部の物理的な詰まりを開放することで、脳幹（間脳）からの神経伝達をスムーズにしているそうです。

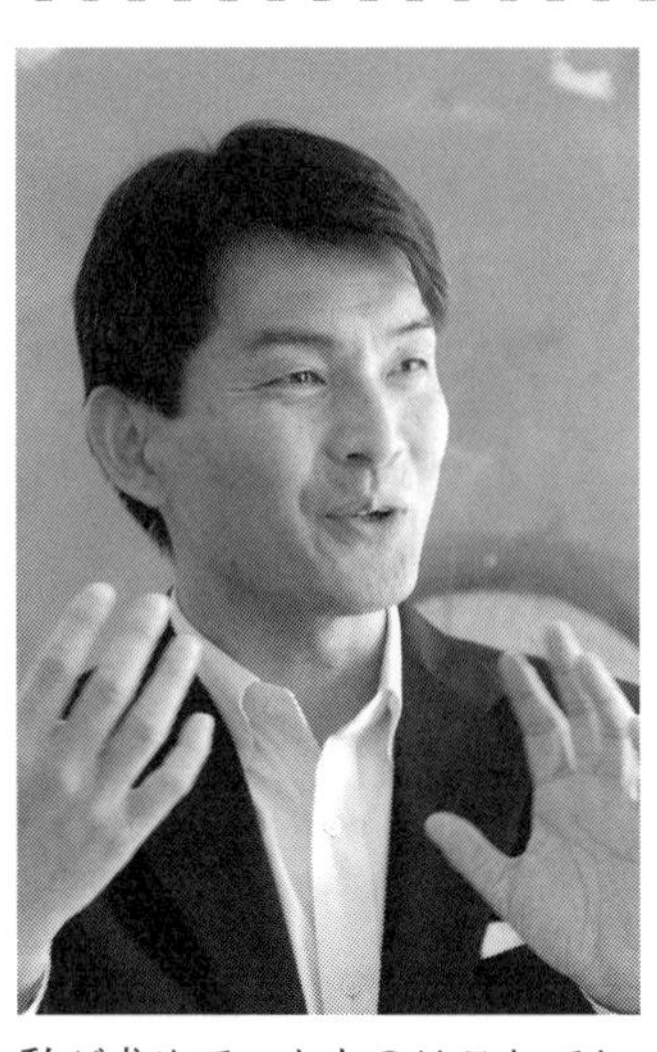

私が求めていたものはこれでした

体に60兆個あるといわれる細胞は、すべて脳からの指令で動きます。その脳と細胞を結ぶ神経回路の伝達が高速になれば、一つひとつの細胞の能力がフルに発揮されることでしょう。

家のインターネット回線をＡＤＳＬから光ファイバーに切り替えたかのように、驚異的な変化を体感できるのがライオンあくび体操だと思うのです。

ライオンあくび体操を受けた日は、関西が花粉と黄砂に覆われた日でした。常にアレルギーに悩まされている私が、今シーズンはときどき鼻が詰まる程度で済んでいるのもライオンあくび体操のおかげだと思っています。

これからも自分にどんな変化が起こるのか楽しみです。

「駒川先生を応援します」

日本に未来はあるのかと疑いたくなるような調査や統計を見ていると、つくづく嫌になってきます。厚生労働省のデータによれば、高齢者の認知症約462万人、軽度認知障害約400万人、要介護（要支援）認定者数600万人以上、知的障害児者数約100万人、うつ病等の気分障害患者数約100万人など、由々しきを通り越してどうしようもない事態です。医学的な治療法は皆無、やりようがないのが現実のようです。国も疲弊し多くの個人が苦しむこんな状態の中で駒川先生発案のライオンあくび体操は、日本を救う救世主的な存在になります。駒川先生の長年の数々の体験から、本書に紹介されているような諸症状には抜群に有効であることが期待されます。

しかし、さらなる期待も大いに望めるのが、この駒川式ライオンあくび体操のすごいところです。健忘症、軽度の認知症、知的・発達障害、統合失調症、うつ病、さらにいびき、無呼吸症候群などの難治性の疾患から老化によるムセや顔のたるみなど美容効果も期待できるという勝れものです。

このように応用範囲が広く、びっくり現象が起きるのがこの体操の魅力でしょうか。しかも、手軽に簡単にどこでもできるこんなすごいものを長年の経験を通して発案された駒川先生の研究と努力に敬意を表します。将来、国民の健康体操として、ラジオ体操の前後にでも組み入れられると広がりが大きくなるように思えます。応用編についてさらに勉強してみたい方は、駒川先生の講演会に参加して奥義を極められたら良いと思います。未来のない日本を救うのは有志のあなたです。全国的な運動として国民必須体操としてラジオ体操以上の広がりを望むものです。学校や介護施設や、老人ホームでも、職場や家庭でも広がれば広がるほど日本の将来に一筋の光が差し込んできます。

読者の皆さん、さっそく本日から実行してみてください。半年から一年と、きっとあなたの悩みが期待へと変わることでしょう。

駒川式ライオンあくび体操で健康で豊かな暮らしを取り戻しましょう。

高橋呑舟

高橋呑舟（現代健康研究所所長）宇宙情報を解析する能力を用いてさまざまな難問を解決している。『奇跡の農業革命　奇跡はリンゴだけじゃなかった』（井上祐宏著、コスモ21）で紹介されているアートテン農法の開発者でもある。

おわりに　自分の好きなことをやれば間脳は活性化する

医者要らずの社会を目指して

私自身も含め、誰もがこの世を去るその日まで、健康で元気に過ごしたいと願っていると思います。

しかし実際には、思うようにならない体を何とか動かし、決して安くはない医療費を負担しながら、将来のことを憂いている方が多いのではないでしょうか。

今、日本は少子高齢化という状況下で、健康面で不安を抱えている人が増え続け、毎年の医療費の増大だけで国家財政が破綻寸前になっています。健康問題が国家を脅かす時代がきています。

子どもたちの健康に関しても問題が出てきています。『給食で死ぬ!!』（コスモ21）の著者、大塚貢先生もその著書の中で触れていますが、２００６～２００８年の厚生労働省の調査では、血液検査の結果、中学生は４割弱、高校生は４割以上が生活習慣病予備軍になっているそうです。

また別のデータでは、2、3歳児でも動脈硬化の傾向が出ているケースも見られるそうです。

どちらの問題も健康を脅かしている一番の原因が食事情にあります。偏った食生活、ミネラル欠乏を起こした農作物などの摂取、加工食品や食品添加物などに含まれる化学物質など、私たちの健康を根幹から崩しているのです。

現在、こうした食事情の流れを変えようと、民間の中からいくつかの試みもはじめられています。

生体ミネラルを土壌に使用した『ミネラル農法』や、できるかぎり手を加えずに作物を育てる『アートテン農法』など、ミネラル不足や農薬問題などの食材問題を根本的に解決する方法が広まり出しています。

今の時代は不調になってから健康を考えるのではなく、日常生活のなかで健康を考え、社会全体でも健康維持に取り組んでいくことが求められる時代に入っています。何もせずに見ているだけでは、理想的な健康は決して得られないからです。

本書でも述べたように、日常的に健康を維持する方法として、私は間脳を活性化することがもっとも有効であると考えています。そのために考案したライオンあくび体操は、1日3分、大きく口を開閉するだけで、心身の不調が解消され、健康が手に入るという優れた健康法です。道具もお金も要らず、どこでも行なうことができます。

病院や老人介護施設などでも、この健康法が活用されるようになったら、どれだけ多くの方々が元気になるでしょうか。それはひいては、日本の医療費削減にも繋がるでしょう。幼稚園や小学校でお子さんたちが行なうようになったら、それだけでやる気のある、元気な子どもたちが増えていくでしょう。

この体操が広まれば、病気になるのが当たり前ではなく、常に健康でいることが当たり前の社会が実現するのではないかと考えています。

ライオンあくび体操の可能性

ライオンあくび体操を発見してから意識をしているせいか、カバやライオンなどの野生の動物たちが大きなあくびをするのを何度もテレビで見かけるようになりました。

以前は、それは脳に酸素を供給する手段としかみていませんでしたが、今では、動物たちが本能的に間脳にスイッチを入れているのだと思っています。

ライオンあくび体操は、すべての人に無限の可能性を引き出す力を秘めたメソッドです。体の中心軸を安定させ、全身の筋肉を柔らかくするため、スポーツ選手にも大きなメリットがあります。

また、直観力やインスピレーション力も高まるので、芸術家の方にもおすすめです。それだけでなく、体全体の機能を高めるので、健康不健康を問わず、自分の機能を向上させるツールとして利用していただけたら嬉しく思います。

世の中には優れた医療や民間療法、健康法が数多くあります。ライオンあくび体操はそれらを否定するものではありません。なぜなら、間脳の機能が著しく低下して心身の症状が出てしまっている場合は、間脳の活性化を行なうとともに、目の前の症状を改善する対症療法に頼る必要がある場合もあるからです。両方の良い部分を組み合わせていくことで、さらに素晴らしい結果をもたらすことができると思います。

やりたいことをすることが間脳を最大限に活性化させる

私が理想とする最高の健康法は、自分の心が望むことをやるということです。私のところに通ってくださるクライアントの方々は、最初は辛い症状を抱えてこられますが、ライオンあくび体操を続けていくと徐々に元気になっていき、気持ちも明るくなっていきます。

すると、大抵の方が旅行の計画を立てられるのです。皆さん、行く前は「先生、私、痛くて歩けないかもしれない」と心配しています。しかし、戻られると、「旅行中は全然痛くありませんでした」なんて教えてくれます（笑）。

これは自分が望む好きなこと、楽しいことをしていると、余計な思考によって間脳エネルギーの流れを遮ることがないからです。この「自分の望むことをたくさんすることが、本当の健康法である」というのは、長年、数多くのクライアントの話を聞いてきた私の持論です。自分が心から望んでいることをやりだすと、間脳の働きが活性化し、心も体も健康になります。

すると、物事も上手くいくようになります。不思議ですが、世の中は本当にそういうようにできていると、私は自信を持ってお伝えすることができます。その意味では、現代において間脳を活性化することは、幸せに生きるために不可欠な要素であるといえるでしょう。

本来あるべき健康体になり、やりたいことが始められる、そんな人生のきっかけ作りにライオンあくび体操を使っていただけたら、これ以上の幸せはありません。

今回の改訂版出版にあたり「脳幹」という表記をより臨床ターゲットに近い「間脳」に変更しました。それはライオンあくび体操によって起こる変化が、頭の中心部分つまり間脳の位置から、脳全体そして全身へと活性したエネルギーが拡がっていくものだからです。また実際のやり方についても、より効率的に進化した最新の方法の一部に変更しています。

前回の執筆から8年が経過し、その間にも多くの臨床を積み重ねた結果、あくびのもつさらなる驚異的な秘密が明らかになってきました。ライオンあくびによる間脳の活性化は、肉体的な健康面だけではなく、精神面でも相当な作用を期待できることがわかってきました。「はじめに」にも記載しました、アンドリュー・ニューバーグ医学博士やマーク・ウォルドマン医学博士の研究結果では、神経のストレスをもっとも速く解消する方法の一つが「あくび」であり、あくびをすればするほど心配が消え、幸福感に満たされてくることが明らかにされています。これは私の臨床経験と一致しています。しかも、これまで言われてきたあくびの生理学的な作用だけでなく、精神面の作用にも触れています。

あくびとストレッチを組み合わせた「あくびストレッチ®」を新しく導入していますが、これは従来のストレッチをはるかに凌駕する結果を上げています。残念ながら詳細は、次回の執筆に譲らざるを得ませんが、私たちが毎日生理現象として行なっているあくびは、日常を健やかに過ごすための実用性とともに、神秘性も持ち合わせています。今後は、そのことも読者の皆様にぜひお伝えしたいと思います。

最後になりましたが、前作の出版に続き、このたびの改訂版にも登場してくださった方々、ご寄稿くださっている沼田光生医師、そして応援文を掲載してくださっている現代健康研究所の高橋呑舟先生など、数多くのご協力に感謝致します。

また改訂版にあたり、総合出版コスモ21の山崎優社長にはたいへんお世話になりましたこと、深く感謝申し上げます。

令和3年8月

駒川耕司

改訂版

大きく口を開けるだけで自然治癒力が動きだす
ライオンあくび体操

2021年9月13日　第1刷発行

著　者――――駒川耕司

発行人――――山崎 優

発行所――――コスモ21
〒171-0021　東京都豊島区西池袋2-39-6-8F
☎03(3988)3911
FAX03(3988)7062
URL https://www.cos21.com/

印刷・製本――中央精版印刷株式会社

定価はカバーに表示してあります。

ISBN978-4-87795-405-5 C0030